食物养生随身查

孙志慧 编著

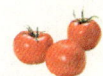

天津出版传媒集团
天津科学技术出版社

图书在版编目（CIP）数据

食物养生随身查 / 孙志慧编著 . —天津：天津科学技术出版社，2014.1（2024.4重印）
 ISBN 978-7-5308-8737-0

Ⅰ.①食… Ⅱ.①孙… Ⅲ.①食物养生 – 基本知识 Ⅳ.① R247.1

中国版本图书馆 CIP 数据核字（2014）第 092680 号

食物养生随身查
SHIWU YANGSHENG SUISHENCHA

策划编辑：	杨　䜣
责任编辑：	孟祥刚
责任印制：	刘　彤
出　　版：	天津出版传媒集团 天津科学技术出版社
地　　址：	天津市西康路 35 号
邮　　编：	300051
电　　话：	（022）23332490
网　　址：	www.tjkjcbs.com.cn
发　　行：	新华书店经销
印　　刷：	鑫海达（天津）印务有限公司

开本 880×1230　1/64　印张 5　字数 170 000
2024 年 4 月第 1 版第 2 次印刷
定价：58.00 元

前言

现代社会，人们越来越关注健康与养生，对生命及生活质量的要求日益提高，而快速丰盛起来的餐桌，在满足人们一时口腹之欲的同时，也带来了一系列新的健康问题，日益高发的糖尿病、高血压、高血脂等疾病，无一不与饮食营养不当有关。于是，人们开始重新考虑食物与养生的内在联系。

随着科学的进步，食物中所含的营养与保健养生功效得到进一步发掘，人们不再单纯局限于食物的美味特性，而是更注重发掘食物的营养与养生保健的功效。人们更加关注食物中所含的营养成分，对身体健康养生的益处、预防和治疗疾病的功效。虽然当今物质生活水平迅速提高，食物的种类极为丰富，但是由于对食物的认识不足和缺乏相关的营养知识，人们在选择食物时容易陷入误区，盲目地选择不恰当的食物都会导致饮食结构不合理和营养素摄入不均衡，吃什么、吃多少、怎么吃正变得越来越难抉择。为帮助读者更好地

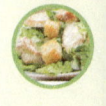

了解食物，认识食物中的营养与养生保健的关系，更好地利用食物来保持身体健康，我们组织专家编写了这本《食物养生随身查》。

本书从普通家庭日常生活的角度出发，结合传统中医药理论和现代营养学知识，为读者介绍了近200种常用、常见的药食两用食物，不但包括对各种食物的营养成分、养生功效、食用指导的详细介绍，使读者充分了解和掌握其药用功能；还搜集了近千个与之相对应的实用治病偏方，奉献了数百道日常生活中经常食用的药膳。使读者通过合理的饮食配伍、安全方便的操作步骤，轻松地达到健体强身、延年益寿、防病治病的目的。

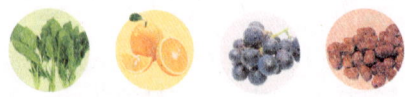

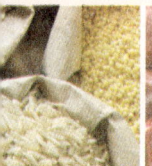
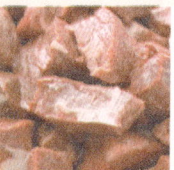
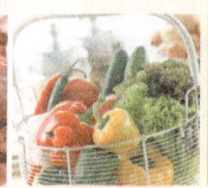
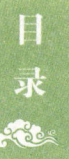

目 录

① 谷类

玉米	2
小麦	4
小米	6
糯米	8
黑米	10
燕麦	12
荞麦	14
薏米	16
芡实	18
莲子	20
大米	22

② 肉类

猪肉	24
猪肝	26
猪蹄	28
羊肉	30
兔肉	32
狗肉	34
牛肉	36
驴肉	37
猪血	38

③ 蔬菜

白萝卜	40
土豆	42
胡萝卜	44
红薯	46
山药	48
莲藕	50

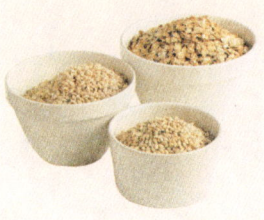

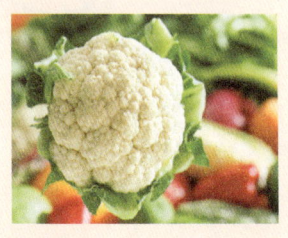

荸荠	52
芥菜	54
油菜	55
洋葱	56
魔芋	58
小白菜	59
生菜	60
菠菜	62
大白菜	64
芹菜	66
莴笋	68
木耳菜	69
苋菜	70
芦笋	72
韭菜	74
圆白菜	76
茭白	77
黄豆芽	78
绿豆芽	80

香菜	82
蒜薹	84
竹笋	85
香椿	86
豆瓣菜	88
仙人掌	89
蕨菜	90
茼蒿	92
芦荟	94
青椒	96
菜豆	97
豌豆	98
茄子	100
菜花	102
西红柿	104
黄花菜	106
黄瓜	107
冬瓜	108

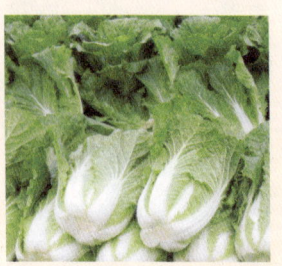

苦瓜 110
南瓜 112
牛蒡 114
丝瓜 116

④ 菌类

猴头菇 118
草菇 119
香菇 120
平菇 122
金针菇 124
黑木耳 126
银耳 128
竹荪 130

⑤ 水产

鲤鱼 132
草鱼 134
胖头鱼 136
鲇鱼 137
鲫鱼 138
鳜鱼 140
鲈鱼 142
黄鱼 144

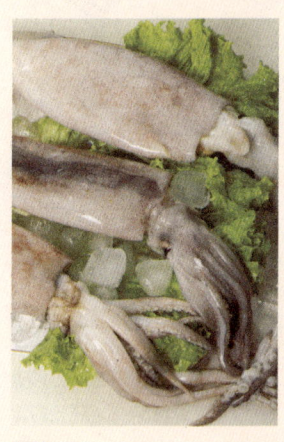

带鱼 146
鳝鱼 148
蟹 150
蛤 152
螺 154
鱿鱼 156
海蜇 158
紫菜 159
海带 160
黄花鱼 162
乌贼 164
牡蛎 166
虾 168

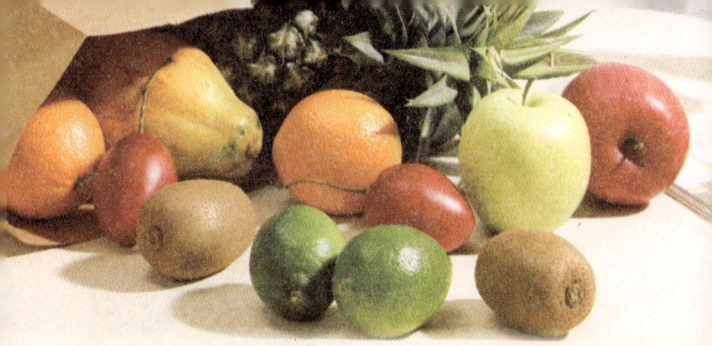

⑥ 豆类

黄豆 170
豇豆 172
绿豆 174
赤豆 176
豆腐 178
花生 180
蚕豆 182

⑦ 禽蛋

鸡肉 184
鸡蛋 186
鸭蛋 188
鹌鹑肉 190
乌鸡肉 192
鸽肉（鸽蛋）.......... 194
鸭肉 196

⑧ 果品

苹果 198
桃 200
杏（杏仁）............ 201
李子 202
梨 204
葡萄 206
香蕉 208
橙子 210
草莓 212
橘子 214
柚子 216
哈密瓜 217
西瓜 218
桑葚 220
柿子 222
枇杷 223
荔枝 224

桂圆	226
红枣	228
杧果	230
猕猴桃	232
菠萝	234
山楂	236
椰子	238
柠檬	240
木瓜	242
无花果	244
杨梅	246
阳桃	248
山竹	249
樱桃	250
榴梿	252
石榴	253
金橘	254
橄榄	256
栗子	258
核桃	260

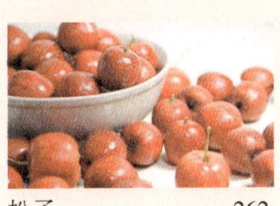

松子	262
火龙果	264

⑨ 调味

大葱	266
姜	268
蒜	270
大、小茴香	271
辣椒	272
花椒	274
桂皮	276
芥末	278
胡椒	280
豆蔻	282

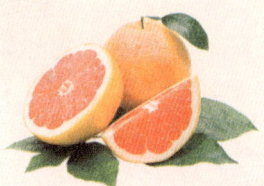
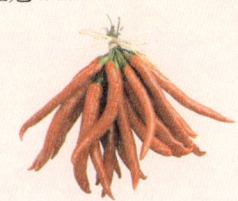

醋	284
酱油	286
孜然	288

⑩ 饮品

茶	290
葡萄酒	292
牛奶	294
豆浆	296
米酒	298

附：特定时期人群的饮食指导

孕妇	299
产妇	300
考试期的学生	301
婴幼儿	302
儿童	303
青少年	304
生理期的女性	305
变声期的青少年	306

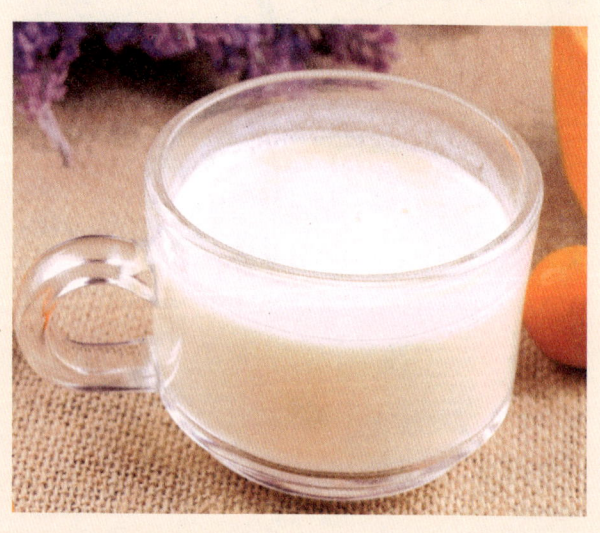

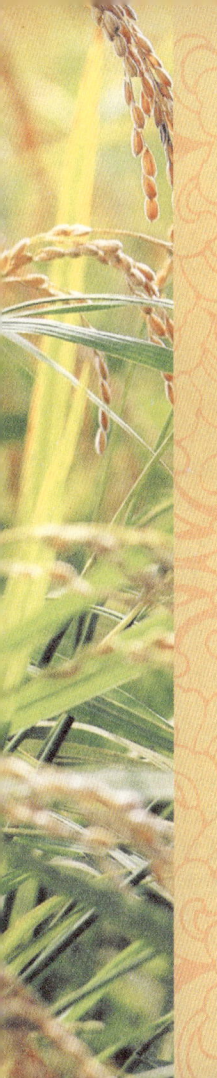
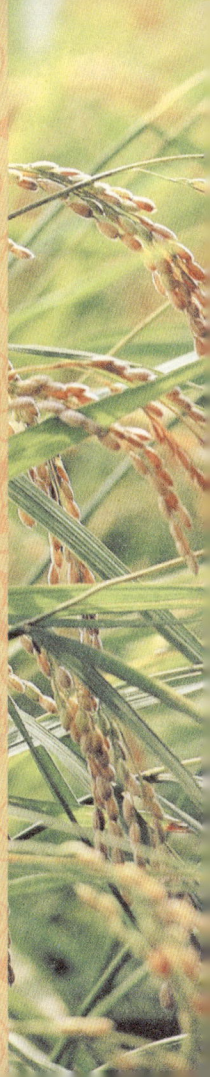

谷类

人类所需的蛋白质有 50%~70% 由谷物提供,其还提供大量的矿物质,以维持机体的正常生理功能。而且全谷类食品对预防糖尿病和心血管疾病等有重要意义。

玉米

玉米,又名苞谷、棒子、玉蜀黍,有些地区以它做主食。它的营养价值与医疗保健价值均较高,是粗粮中的保健佳品,被誉为"黄金谷物"。

营养成分

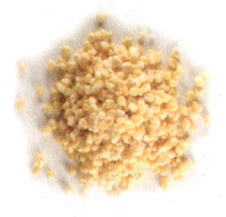

玉米含有脂肪、卵磷脂、谷物醇、维生素E、胡萝卜素、维生素B_1、维生素B_2等多种营养保健物质,并且其所含的脂肪中50%以上是亚油酸。玉米中的维生素含量非常高,是稻米、小麦的5~10倍。玉米中含有的核黄素等高营养物质,对人体十分有益。

养生功效

◇刺激胃肠蠕动 ◇加速粪便排泄 ◇防治便秘

实用偏方

①治肥胖:玉米粉50克,橘皮粉20克,面粉150克。三者揉匀、发好后加苏打水和成稀软面团倒在屉布上拍平,武火蒸熟。当主食,适量食用。

②治痤疮:鲜玉米粒100克。加水煮粥,每日服食。

③治幼儿湿疹:细玉米面20~30克。煮成粥,加适量菜泥、冰糖,分数次喂食。

④治慢性肾炎：玉米 30 克，玉米须 15 克。加水适量，煎汤代茶饮服。

⑤治高血压、高脂血症、冠心病：玉米粉 30～60 克。先把锅中水烧开，再撒入玉米粉，搅匀成稀糊状，待煮熟时加入香油、姜末、盐调味食用。

食用指导

❶ 发霉的玉米中含致癌物质，忌食。
❷ 玉米蛋白质中缺乏色氨酸，单一食用易发生癞皮病，以玉米为主食的地区应多吃豆类食品。
❸ 玉米熟吃更佳，烹调尽管使玉米损失了部分维生素 C，却获得了更有营养价值的抗氧化剂活性。

常用药膳

◀ 玉米粉粥

【原料】玉米粉 50 克，粳米 60 克，小麦 20 克。

【做法】❶ 将粳米和小麦淘洗干净，放入锅内；玉米粉放入大碗中，加冷水调稀，倒入盛有粳米和小麦的锅内，再加水适量。❷ 将盛有原料的锅置武火上熬煮，边煮边搅动，防止煳锅，至熟即成。

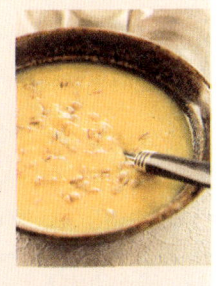

【功效】益肺宁心、调中和胃、防治癌症，适用于高脂血症、冠心病、心血管系统疾病、各种癌症。

小麦

小麦,是我国北方人民的主食,自古就是滋养人体的重要食物。小麦营养价值很高,是补充热量和植物蛋白的重要来源。

营养成分

小麦的主要成分是碳水化合物、蛋白质、氨基酸(面筋)和B族维生素,它的营养价值很高,所含碳水化合物约占75%、蛋白质约占10%,是补充热量和植物蛋白的重要来源。

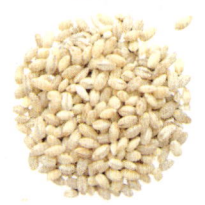

养生功效

◇防治乳腺癌 ◇嫩肤除皱 ◇除烦 ◇止血 ◇利小便

实用偏方

①治腹泻:将面粉炒黑、米糠炒黄各取30克,混合。用红糖水冲服,每日3次。

②治全身浮肿:小麦麸30克炒黄。加适量红糖拌和,用红枣煮汤冲服,每日2次。

③治失眠、神志不安:小麦100克(去壳),甘草30克,红枣15颗。三味与水同煎汤饮。

④治腰膝无力:面粉150克,茶叶5克,米醋适量。将面粉用醋拌作弹丸大小,隔水蒸熟;用时以沸水冲

泡茶叶，以茶汤送服醋麦面丸。每日2次，每次1丸，未止再服。

📖 食用指导

❶ 所有人都可食用，更年期妇女食用未精制小麦还能缓解更年期综合征。
❷ 存放时间适当长些的面粉比新磨面粉品质好，民间有"麦吃陈，米吃新"之说。
❸ 面粉与大米搭配着吃最好。

🍲 常用药膳

◀ 小麦生地百合羹

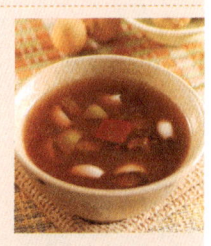

【原料】小麦40克，鲜百合200克，生地15克，桂圆、青梅、山楂糕各10克，冰糖100克，冷水适量。

【做法】❶ 将小麦、生地去浮灰，装入纱布袋内，扎紧袋口，放入锅内，加适量冷水烧沸，改用小火煎煮，取汁去药袋。❷ 鲜百合瓣开，去掉筋，用冷水洗净，放入沸水锅内煮熟捞出；青梅瓣成块；山楂糕切成小片。❸ 冰糖研碎，放入锅内加药汁、冷水，用小火溶化，撇去浮沫，加入百合、青梅块、山楂糕片、桂圆肉搅匀，即可盛起食用。

•功效 本方有固精、助阳、补肾、治带的功能。用于因压力过大导致的阳痿、早泄、遗精、多尿等症。

小米

小米,又称粟,古称粟谷,又叫粱,是中国古代的"五谷"之一,也是中国北方人最喜爱的主要粮食之一。小米分为粳性小米、糯性小米和混合小米。

营养成分

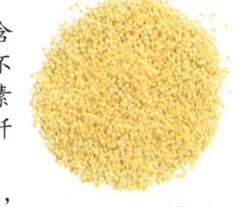

小米的营养优势十分突出,主要表现在含有丰富的脂肪,含量为大米的7.8倍,且主要为不饱和脂肪酸;含有大量的维生素E,含量为大米的4.8倍;膳食纤维含量高,为大米的2~7倍;含高钾低钠,钾钠比大米为9∶1,而小米为66∶1;含铁量高,为大米的2倍;含磷也多,含量为大米的2.3倍。

养生功效

◇防治消化不良 ◇防止血管硬化 ◇清热解渴 ◇健胃除湿 ◇滋阴养血 ◇和胃安眠

实用偏方

①治失眠:小米15克,制半夏6克。二味用水煎服,每日1次。

②治血虚诸证:小米100克,花生50克。二味同煮粥,每日1次。

③治小儿腹泻:小米100克,山药80克,红枣15颗。三味同煮粥,每日2次。

食用指导

❶宜与大豆或肉类食物混合食用。

❷小米粥不宜太稀薄,与粳米同煮可提高其营养价值。

❸小米的蛋白质营养价值并不比大米更好,因为小米蛋白质的氨基酸组成并不理想,赖氨酸过低而亮氨酸又过高。所以妇女产后不能完全以小米为主食,应注意食物搭配,以免缺乏其他营养。

❹小米虽然滋补养人,但身体虚寒、小便清长者不宜多食。

常用药膳

◀ 小米鸡蛋粥

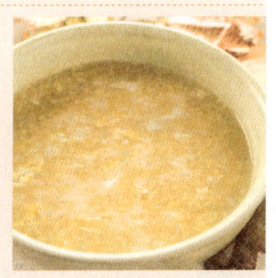

【原料】小米100克,鸡蛋2个,红糖100克,清水适量。

【做法】❶小米淘洗干净。

❷将锅置火上,倒入适量清水,放入小米,先用武火煮沸后,再改用文火熬煮至粥浓,打入鸡蛋,略煮即成。

•功效 补脾胃、益气血、活血脉,适用于产后虚弱、口干口渴、虚泻血痢、恶露不净等。

糯米

糯米,又叫江米,中国家常食粮之一。因口感香糯黏滑,常用来制成风味小吃,深受大家喜爱。逢年过节,很多地方都有吃年糕的习俗,正月十五的汤圆也是用糯米粉制成的。

营养成分

糯米含有丰富的碳水化合物,其含量在所有谷物当中是最高的,能够被机体迅速氧化分解,在短时间内释放大量热量,是供给机体热量的主要来源。糯米还含有蛋白质、脂肪、糖类、钙、磷、铁、B族维生素等,为温补强壮、延年益寿之品,有人将其称为"长寿米"。

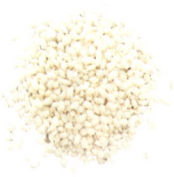

养生功效

◇温暖脾胃 ◇补益中气 ◇有收涩作用

实用偏方

①治胃寒痛和胃及十二指肠溃疡:糯米、红枣各适量。煮粥食用。

②治气虚自汗:糯米、小麦麸等量。同炒,研细末,每次取9克,用米汤送服。

③治高血压:糯米5克,胡椒粉1.5克,桃仁、杏仁、山栀各3克,鸡蛋清适量。前五料研为细末,用鸡蛋

清调成糊状,临睡前敷于两脚心涌泉穴(足底前三分之一的凹陷处),次日洗掉,晚上再敷。

④治妊娠恶阻:糯米250克,姜汁15克。将炒锅放在文火上倒入糯米、姜汁同炒,炒到糯米爆破,研粉即成。每次8克,每日2次,开水调服。

⑤治肺结核:糯米50克,百合粉30克,冰糖10克。三者入锅加水500毫升,文火煮粥。早晚各服食1次。

食用指导

❶凡湿热痰火偏盛之人及发热、咳嗽痰黄、黄疸、腹胀之人应忌食。

❷糯米性黏腻,难消化,故婴幼儿、老年人和病后消化力弱者应慎食,常人一次也不宜食用过多。

❸糯米中碳水化合物和钠含量都较高,故糖尿病、高血压、高血脂、肾脏病等患者也应适当少食。

常用药膳

◀ 香蕉糯米粥

【原料】糯米60克,香蕉3根,冰糖60克。

【做法】❶糯米淘洗干净,入锅加清水适量烧开,改成文火。
❷煎煮待米熟时,加入去皮、切块的香蕉及冰糖,熬成稀粥。

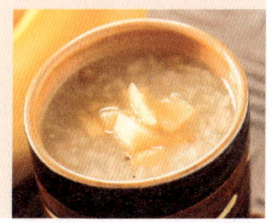

黑米

黑米,和紫米都是稻中珍品,都属于糯米类,在营养成分上二者基本相同。用黑米或紫米熬的粥清香油亮、软糯适口。因其含有丰富的营养,具有很好的滋补作用,因此被人们称为"补血米""长寿米"。

营养成分

黑米所含蛋白质是大米的0.5~1倍,锰、锌、铜等矿物质含量比大米高出1~3倍,更含有大米所缺乏的维生素C、叶绿素、花青素、胡萝卜素及强心苷等特殊成分,因而黑米比普通大米更具营养。

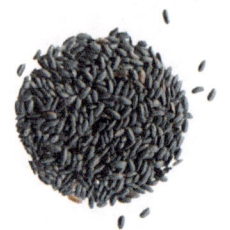

养生功效

◇开胃健脾 ◇明目活血 ◇滑涩补精

实用偏方

①治慢性支气管炎:黑米200克,姜10克,川贝过筛粉10克。将姜切碎,与黑米共熬为粥,加入川贝过筛粉,搅匀,分2次食用。

②治贫血:黑米100克,红枣5颗,赤豆50克。同煮粥,文火煮烂,每周食用2~3次。

③治中风:黑米50克,鲜竹沥50克(或竹沥油、

竹沥膏均可）。黑米加水如常法煮粥，待粥熟后，加入竹沥。调匀后，少量多次温热食用。

食用指导

❶ 黑米的米粒外部有一层坚韧的种皮包裹，不易煮烂，故黑米应先浸泡一夜再煮。
❷ 未煮烂的黑米粥不仅大多数营养成分未溶出，而且食后易引起急性肠胃炎。因此，消化功能较弱的人及儿童、老人要忌食。
❸ 病后消化能力弱的人不宜急于吃黑米，可用紫米调养。

常用药膳

◀ 参枣茯姜黑米粥

【原料】黑米150克，红枣6颗，党参15克，白茯苓15克，姜10克，冰糖50克。

【做法】❶ 将红枣洗净，去核；党参、姜、白茯苓洗净切片；黑米洗净去杂质；冰糖打碎备用。❷ 将黑米、红枣、党参、白茯苓、姜、冰糖放入锅内，加水1000毫升。❸ 将锅置武火上烧沸，再用文火煮1小时即成。

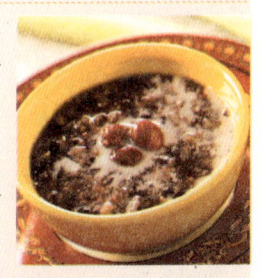

• 功效 补气血、益脾胃、调营卫、生津液，适用于气血亏损、脾胃虚弱、食少腹泻、心悸怔忡、骨质疏松等症。

燕麦

燕麦,即莜麦,俗称油麦、玉麦,是一种低糖、高蛋白质、高脂肪、高能量食品。各种营养成分量高质优,但口感不好,制成麦片后口感得到改善。

营养成分

优质燕麦中蛋白质含量为15.6%,并富含人体所需的8种氨基酸、脂肪、铁、锌等。燕麦含极其丰富的亚油酸,占全部不饱和脂肪酸的35%~52%。每100克燕麦中含钙50~100毫克;B族维生素的含量居各种谷类粮食之首,尤其富含维生素B_1。

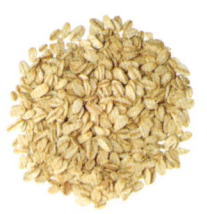

而且,燕麦是谷物中唯一含有皂苷(人参的主要成分)的作物,可以调节人体的肠胃功能、降低胆固醇。此外,燕麦中富含两种重要的膳食纤维:可溶性纤维和非可溶性纤维。前者能大量吸纳体内胆固醇,并排出体外,从而降低血液中的胆固醇含量;后者有助于消化,能预防便秘的发生。

养生功效

◇预防骨质疏松 ◇促进伤口愈合 ◇防止贫血

实用偏方

①治皮癣:将燕麦和鲜牛奶混合成糊状,涂在脸上10~15分钟后,先用温水清洗,再用冷水清洗。

每日1次。

②治自汗、盗汗：燕麦30克，米糠15克，饴糖适量。将燕麦和米糠加水煎，去渣取汁，分2次饮服，饮时可加饴糖。

③治高脂血症：燕麦、绿豆、扁豆、赤豆各30克，红糖适量。将燕麦、"三豆"共研细，同放锅中，加清水适量煮粥，待熟时调入红糖，再煮1～2沸即成。每日2次。

④治月经不调、胎产不下：燕麦全草90克，小米、红糖适量。将小米煮粥，然后加入燕麦草水煎汁，稍煮加红糖调和即成。顿服或分次服。

食用指导

❶对麸质过敏者慎食。
❷吃燕麦一次不宜过多，否则会造成胃痉挛或胀气。

常用药膳

◀ 牛奶燕麦片

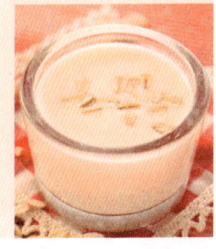

【原料】低筋面粉60克、荞麦粉60克、熟豆沙馅100克，白糖适量。

【做法】❶燕麦片加少许水入锅，中火煮开。❷待燕麦片煮至八分熟时，将牛奶倒入锅中和燕麦同煮，边煮边搅拌均匀。❸依个人口味调入适量白糖，化开后起锅即可。

荞麦

荞麦,又叫三角麦、乌麦、花荞,其蛋白质中含有丰富的赖氨酸成分,铁、锰、锌等微量元素也比一般谷物丰富,膳食纤维更是普通精制大米的10倍。

营养成分

荞麦含有70%以上的碳水化合物、10.8%~15%的蛋白质、2.5%~3%的脂肪、1.3%的维生素,还含有钙、磷、铁、钾等10余种矿物质,其营养成分比大米和面粉都高,是一种很好的大众化食物。

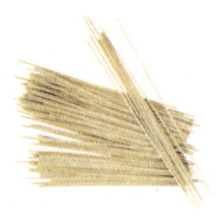

养生功效

◇降低血脂 ◇预防脑血管出血 ◇降低血清胆固醇
◇降低血糖 ◇清理肠道废物

实用偏方

①治小儿麻疹:荞麦面、鸡蛋清各适量,香油数滴。以上同调匀如面团状,搓搽患儿胸、背、四肢等处。

②治羊毛疔:荞麦面500克。将面揉好,揪块,在患者前胸后背揉搓,面上掺有丝状线者即是羊毛疔。再换面揉搓,揉过10块后,让患者安睡,一觉

而愈。

③治痘疮溃烂：荞麦粉反复敷涂。

④治肠胃不适：荞麦面10克，炒香，加水煮成稀糊服食。

⑤治轻度腹泻：荞麦适量，炒至微焦，研细末，水泛为丸。每次6克，温开水送服，或以荠菜煎汤送服。

食用指导

1. 荞麦不宜多食，脾胃虚寒者忌食，更不可与猪肉及白矾同食。
2. 老弱妇孺皆宜，糖尿病人更宜常吃。
3. 肿瘤病人及消化功能不佳、经常腹泻者忌食。

常用药膳

◀ 荞麦面疙瘩汤

【原料】荞麦面粉150克，黄瓜丁100克，黑木耳50克，虾仁100克，高汤、葱花、料酒、酱油、盐各适量。

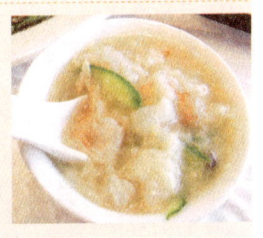

【做法】先在高汤里加入黄瓜丁、黑木耳、葱花和虾仁一起煮，几乎煮开的时候，加入料酒和酱油调味；然后把荞麦面粉加水调成如蛋糕一样的软硬度后，用匙拨入汤中，待煮开之后加盐即做好。

功效 降低血压。

薏米

薏米，又名苡米、薏仁米、苡仁等，是我国古老的药食皆佳的粮种之一。因其营养价值高，易于消化吸收，被誉为"世界禾本科植物之王"，日本将其列入防癌食品。

营养成分

薏米所含蛋白质相当于大米的3倍，所含脂肪相当于面粉、莜麦粉的2～3倍，所含钙、磷、铁也比大米、糯米等多出几倍。薏米还含有多种维生素和矿物质，富含亮氨酸、精氨酸、赖氨酸、酪氨酸等多种氨基酸。

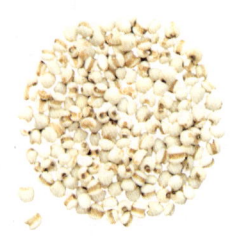

养生功效

◇促进新陈代谢　◇减轻胃肠负担　◇清热利尿　◇增强肾功能　◇消除粉刺、色斑

实用偏方

①治月经不调、痛经：把5克左右熟薏米粉用温开水冲服。饭后服用。

②治肾结石：薏米60克，白酒500毫升。薏米洗净，泡入酒中，7天即成，酌量饮用。

③治粉刺：薏米50克，白糖15克。将薏米加水煮粥加白糖服食。每日1次。

④治糖尿病：薏米30克，猪脾1个。猪脾、薏米水煎，连药带汤全食。每日1次，10次即可见效。

⑤治遗精：薏米30克，炒车前子12克，韭菜子6克，核桃仁3个。韭菜子炒黄，与核桃仁、薏米、炒车前子加水煮成粥，温热食用。每日1次，连服10～15日。

食用指导

1. 用于清热利尿须以生薏米煮汤服食；用于健脾益胃、治脾虚泄泻则须炒熟食用。
2. 便秘、尿多者及孕早期妇女忌食。

常用药膳

◀ 薏米莲子粥

【原料】薏米30克，粳米30克，莲子肉30克，冰糖少许，桂花少许。

【做法】❶将薏米和粳米淘洗干净，莲子去皮去心，冰糖捶成碎屑。❷先将薏米和粳米放入锅内，加水适量，置武火上烧沸。❸再用文火熬至半熟，加入莲子肉、冰糖、桂花，继续煮熟即成。

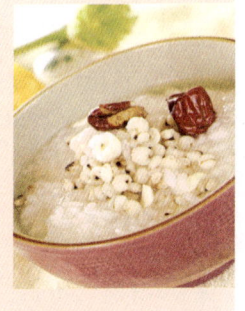

【功效】健脾祛湿、清热益心，适用于食欲不振、大便溏稀、白带过多、湿热上蒸而致心悸、失眠等症。

芡实

芡实，又名鸡头米、水鸡头、鸡头苞等，具有"补而不峻""防燥不腻"的特点，是秋季进补的首选食物。

营养成分

芡实所含的碳水化合物极为丰富，约为75.4%，而脂肪只为0.2%，因而极容易被人体吸收。它还含有蛋白质、钙、磷、铁、核黄素和抗坏血酸、树脂等。

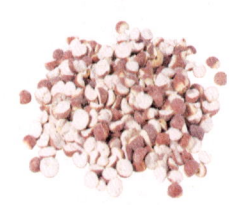

养生功效

◇健脾益胃　◇解除神经痛　◇治老年尿频

实用偏方

①治哮喘：芡实100克，核桃仁20克，红枣20颗。将芡实、核桃仁打碎，红枣泡后去核，同入砂锅内，加水500毫升煮20分钟成粥。每日早晚服食。

②治小儿遗尿：芡实粉30克，核桃仁15克（打碎），红枣5～7颗（去核）。将芡实粉先加凉开水打糊，再加滚开水搅拌。然后加入核桃仁、红枣肉，煮成糊粥，加糖。不拘时服食。

③治消化不良：芡实500克，山药500克，糯米粉500克，白糖500克。把芡实、山药一同晒干，碾为细粉，与糯米粉及白糖拌和均匀，备用。取混合

粉适量，加入冷水调成稀糊状，然后加热烧熟即成芡实山药糊。每日早晚温热空腹食用，每次用混合粉50～100克，连用7～10日为1个疗程。

④治记忆力减退：芡实15克，桂圆肉、酸枣仁各9克。共炖汤。睡前服。

食用指导

1. 儿童、老人和肾虚体弱、消化不良者的最佳食物。
2. 芡实要用文火炖煮至烂熟，细嚼慢咽，方能起到补养身体的作用。
3. 一次不要吃太多。芡实有较强的收涩作用，便秘、尿赤及妇女产后不宜食。芡实虽有营养，但婴儿不宜食用。

常用药膳

◀ 芡实羊肉汤

【原料】芡实100克，羊肉100克，味精、盐少许。

【做法】❶将芡实、羊肉洗净、切块。❷入锅加水，用文火共煮2～3小时。❸汤飘香后，加味精、盐调味即可。

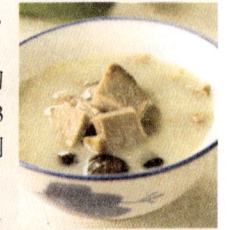

•功效 滋养强壮、补中益气、开胃健脾、固肾养精，适用于脾胃虚弱并有食欲不振、胃脘满闷、大便溏稀等症状者。

莲子

莲子,是睡莲科水生草本植物莲的种子,又称白莲。

营养成分

含有多量的淀粉、棉籽糖,含蛋白质 16.6%,脂肪 2.0%,碳水化合物 62%,钙 0.089%,磷 0.285%,铁 0.0064%。子荚含荷叶碱、N-去甲基荷叶碱、氧化黄心树宁碱和 N-去甲亚美罂粟碱。氧化黄心树宁碱有抑制鼻咽癌能力。

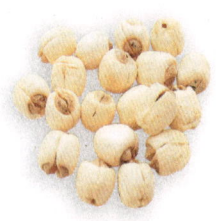

养生功效

◇养心 ◇益肾 ◇补脾 ◇涩肠 ◇镇静神经

实用偏方

①治痢疾:莲子20克,银花15克,粳米100克。先将银花煎取汁,用汁再加适量清水与莲子、粳米煮成稀粥。本方清热解毒、健脾止泻,主治痢疾腹痛。(经验方)

②治高血压:莲心干品5克,绿茶3克。莲心、茶叶一起放入茶杯内,用沸开水冲泡大半杯,立即加盖,5分钟后可饮,饭后饮服。头泡莲心茶,饮之将尽,略留余汁,再泡再饮,至味淡为止。主治高血压。(经验方)

③治支气管炎：莲子50克，百合30克，猪瘦肉100克（切片）。上述三味加适量水，煲一个半小时，可做早餐食之。本方有养神、益气、固肾之功，用于脾气虚型支气管炎，症见痰量较多、胸闷气喘、上腹胀满等。（经验方）

④治湿疹：去心莲子50克，玉米须10克，冰糖15克。先煮玉米须20分钟后捞出，纳入莲子、冰糖后，微火炖成羹即可。本方清热利尿、除湿健脾，适用于皮损色暗、滋水浸淫之湿疹。（经验方）

食用指导

中满痞胀及大便燥结者忌服。

常用药膳

◀ 桂圆莲子粥

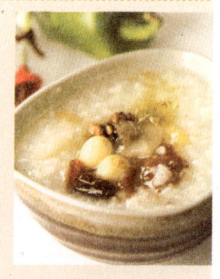

【原料】莲子15克，桂圆肉15克，红枣5颗，糯米50克，白糖少许。

【做法】❶将莲子去皮，去心，洗净；红枣去核；糯米淘洗干净。

❷将糯米倒入锅内，加入红枣、莲子肉、桂圆肉、白糖、水适量，置武火上烧沸，再用文火熬煮至熟即成。

• 功效 益心宁神，适用于心阴血亏、脾气虚弱、心律不齐、骨质疏松等症。

大米

大米,中国人的主食之一,由稻子的籽实脱壳而成。大米中的蛋白质主要是米精蛋白,氨基酸的组成比较完全,易于被人体消化吸收。

营养成分

大米是补充营养素的基础食物,除了富含碳水化合物外,还含有蛋白质、脂肪、维生素及11种矿物质,能为人体提供较全面的营养。虽然各种营养素的单个含量不是很高,但因其食用量大,总体上是具有很高营养功效的,所以被誉为"五谷之首"。

养生功效

◇补脾　◇和胃　◇清肺　◇益气　◇养阴　◇润燥

实用偏方

①治风寒咳嗽:大米50克,姜10克,葱白10克。大米加水煮粥,粥熟后加入姜和葱白,略煮即可。

②治遗精肾亏:大米50克,鹿角胶15克,加水与适量调料,煮粥食用。

食用指导

与蜂蜜同食会胃痛;与赤豆同煮,食之生口疮。

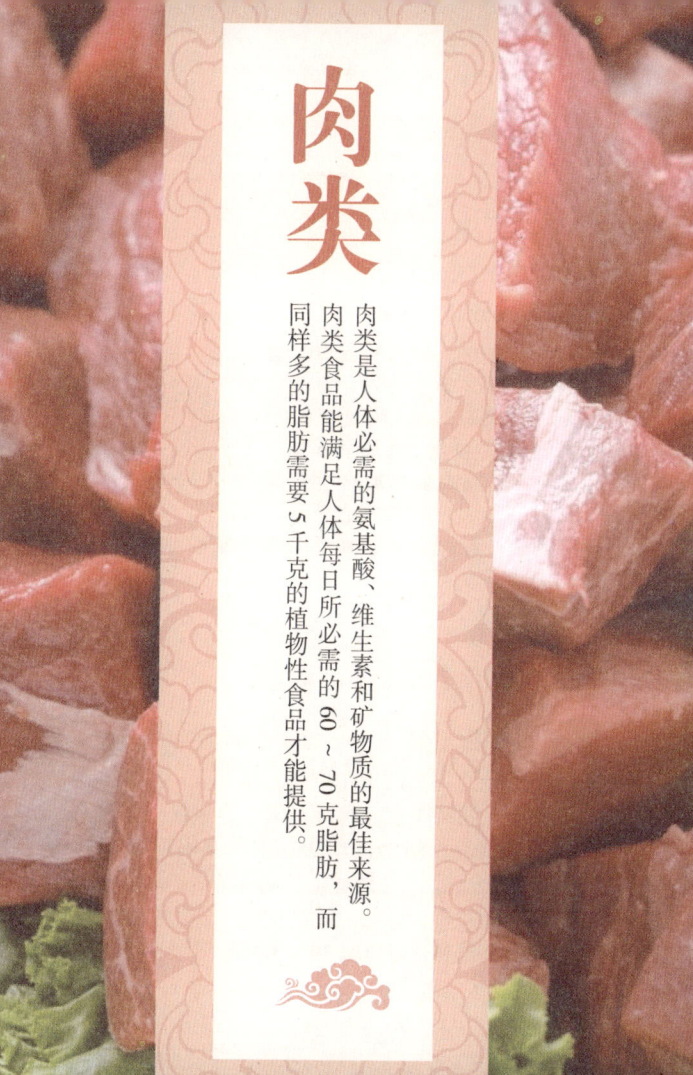

肉类

肉类是人体必需的氨基酸、维生素和矿物质的最佳来源。肉类食品能满足人体每日所需的60～70克脂肪,而同样多的脂肪需要5千克的植物性食品才能提供。

猪肉

猪肉,是目前中国人餐桌上重要的动物性食品之一。因为猪肉纤维较为细软,结缔组织较少,肌肉组织中含有较多的肌间脂肪,因此,经过烹调加工后肉味特别鲜美。

🌱 营养成分

在肉类中,猪肉的蛋白质含量最低,脂肪含量最高。猪瘦肉含蛋白质较高,每100克可含高达29克的蛋白质,含脂肪6克。经煮炖后,猪肉的脂肪含量会降低30%~50%,胆固醇也降低,不饱和脂肪酸增加。猪肉还含有丰富的维生素B_1,可使身体更有力气。

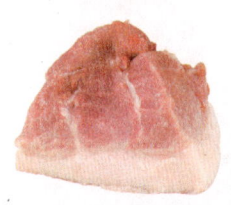

🌱 养生功效

◇改善缺铁性贫血

🌿 实用偏方

①治呃逆:猪瘦肉100克,柿蒂30克。二味加水适量煮汤,调味服食。每日1剂,连服3~4日。

②治黄疸:猪瘦肉丝250克,鲜茅根150克(干品100克),盐、鸡精适量。将茅根去节,与猪肉一起加适量水共煮,加盐、鸡精调味。熟后分顿食用。

③治肺结核:猪瘦肉30~60克,干大蓟根100克。

二味水煎,每日1剂,早晚服用,连服3个月为1个疗程。有效而未愈者可继续服第2个疗程,两个疗程未愈者停药。

④治肝硬化:猪瘦肉200克,野棉花根100克。将野棉花根刮去黑皮,用瓦焙干研末;猪肉切片,取药末6克,与猪肉片拌匀,放碗中隔水蒸熟。每日1次,连食3日,隔10日后,再连服3日,可服9次。

食用指导

1. 食用猪肉后不宜大量饮茶。
2. 肥胖和血脂较高者不宜多食。
3. 猪肉不宜与田螺同食,易损伤肠胃。

常用药膳

◀ 栗子炖猪肉

【原料】猪瘦肉500克,栗子300克,葱、姜少许,植物油、料酒、砂糖、酱油适量。

【做法】❶将猪肉切成小方块,栗子剥皮。❷锅中放油与砂糖炒成橙红色,倒入酱油,放入猪肉、栗子、葱、姜、料酒同煮。❸肉软时即可。

• 功效 润肺化痰、补肾健脾。

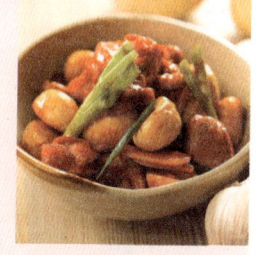

猪肝

猪的肝脏是猪体内储存养料和解毒的重要器官,是最理想的补血佳品之一。它含有丰富的营养物质,其营养含量是猪肉的10多倍,铁、磷、钾含量都超过奶、蛋、肉、鱼等食品。其维生素A含量更是高得惊人,每100克中含有1万微克左右,具有维持正常生长和生殖功能的作用。

营养成分

猪肝中铁质丰富,是最常用的补血食物。猪肝中还含有多种维生素,胆固醇含量也不低。经常食用猪肝还能补充维生素B_2。猪肝中还具有一般肉类食品中缺乏的维生素C和微量元素硒。

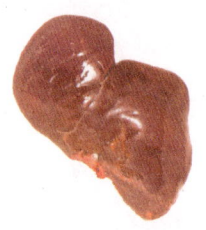

养生功效

◇改善贫血 ◇防止眼睛干涩 ◇增强免疫功能 ◇抗氧化 ◇防衰老

实用偏方

①治慢性肝炎:猪肝60克,珍珠草30克。将猪肝洗净切片,与珍珠草共入锅中加水煮熟,稍加盐即成。吃猪肝喝汤,每日1次。

②治咳嗽:猪肝200克,黑枣100颗,米酒2500毫升。猪肝、黑枣同浸米酒中1个月,去渣过滤。每次饮10毫升,每日2次。

③治鼻出血：猪肝250克，旱莲草60克。加水同煎汤饮服。每日1剂，连服数剂。

④治夜盲症：猪肝100克，夜明砂6克。将猪肝切成薄片，放入碟子里，撒上夜明砂，上锅蒸熟。每日1次，连食3~6日。

食用指导

1. 一般人都可食用，贫血患者、常在电脑前工作的人尤为适合。
2. 猪肝含较高胆固醇，因此高胆固醇血症、肝病、高血压和冠心病患者应少食。
3. 猪肝中可能含有毒素，因此要充分冲洗并浸泡数十分钟再烹饪；烹饪时间不能太短，要用急火炒至无血丝呈灰褐色。

常用药膳

◀ 黄芪猪肝汤

【原料】猪肝500克，黄芪60克，盐适量。

【做法】❶将猪肝洗净，切成薄片。❷黄芪切片后用纱布包好，与猪肝一同放于锅内，加水煨汤。❸熟后去除纱布包的黄芪，稍加盐调味即可。

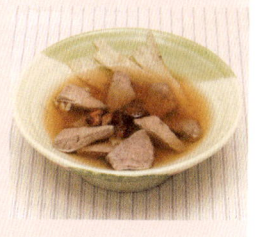

• 功效　益气养血，适用于妇女产后气虚血少之眩晕。

猪蹄

猪蹄，又叫猪脚、猪手。用猪蹄进行美容在中国已经有上千年的历史。在张仲景的《伤寒论》中就有记载，称猪皮和猪蹄具有"和气血、润肌肤、可美容"的功效。一些美容专家也建议，爱美的女性可多食用猪蹄。为此，人们把猪蹄称为"美容食品"和"类似于熊掌的美味佳肴"。

营养成分

猪蹄富含胶原蛋白质，脂肪含量低于肥肉，不含胆固醇。现代营养学研究表明，猪蹄和猪皮中含有大量的蛋白质、脂肪和碳水化合物，并含有钙、磷、镁、铁以及维生素A、维生素D、维生素E、维生素K等有益成分。

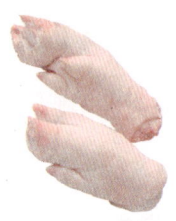

养生功效

◇改善机体生理功能　◇延缓皮肤衰老　◇壮腰补膝

实用偏方

①治中风后遗症：猪蹄筋30克，冰糖10克。将温油发过的猪蹄筋加水适量，文火慢煮至极烂，放糖调味，以上为1日量，代餐食用，隔日1次。1个月为1个疗程。

②治神经性皮炎：新鲜猪蹄甲、黄酒适量。蹄甲焙干，研为细末，每次取15～30克，以黄酒

60～90毫升冲服，服后盖被至病灶发汗。每周1～2次，10次为1个疗程。

③治产后缺乳：猪蹄1个，鲚鱼1条（约200克）。将鲚鱼去鳞、腮、内脏洗净，和猪蹄同放入锅中，加水适量同煮，待煮至猪蹄烂熟汤浓时即可。1日2次，吃肉喝汤。

食用指导

1. 作为通乳食疗时应少放盐、不放味精。
2. 临睡前不宜吃猪蹄，以免增加血黏度。

常用药膳

◀ 牡蛎猪蹄汤

【原料】牡蛎壳10克，猪蹄1只，料酒10克，姜3克，葱6克，盐3克，味精2克，胡椒粉2克，冷水1800毫升。

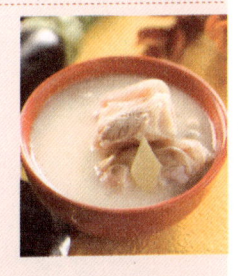

【做法】❶ 牡蛎壳煅后，研成细粉；猪蹄去毛、洗净，剁成4块；姜切片，葱切段。❷ 将猪蹄、牡蛎粉、料酒、姜、葱同放炖锅内，加水1800毫升，置武火上烧沸，再用文火炖煮50分钟，加入盐、味精、胡椒粉即成。

• 功效 补气、健脾、固肾。适合于脾胃弱、食欲不振者日常食用。

羊肉

羊肉,较牛肉的肉质细嫩,较猪肉和牛肉的脂肪、胆固醇含量都少,具有高蛋白、高磷脂、高消化率等优点。

营养成分

羊肉含有丰富的蛋白质、脂肪,同时还含有维生素B_1、维生素B_2及矿物质钙、磷、铁、钾、碘等,营养十分全面、丰富。羊肉的脂肪熔点为47℃,而人的体温为37℃,所以吃了羊肉后脂肪也不会被身体吸收,不会发胖。

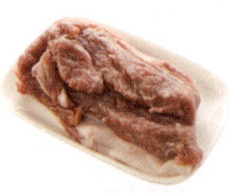

养生功效

◇益气补虚 ◇促进血液循环 ◇增强御寒能力 ◇保护胃壁 ◇帮助消化

实用偏方

①治痛经:羊肉500克,当归、姜各25克,桂皮、盐、味精各适量。羊肉洗净切块,当归用纱布包好,加姜、桂皮、盐、味精后,用文火焖煮至烂熟,去药渣,吃肉喝汤。月经前每日1次,连服3~5日。可疏肝调气,活血化瘀,适用于气滞血瘀型痛经。

②治慢性支气管炎:羊肉100克,当归、姜(布包)各15克,山药50克,盐少许。前四料放瓦锅内,

加水适量同煮至烂熟,用盐调味,吃肉喝汤。每日1次,连服5~7日。

食用指导

1. 夏秋季节气候燥热,不宜吃羊肉。
2. 一般人都可以食用,体虚胃寒者尤其适宜。
3. 羊肉属大热之品,发热、牙痛、口舌生疮、咳吐黄痰等上火症状者不宜食用。

常用药膳

◀ 山药炖羊肉

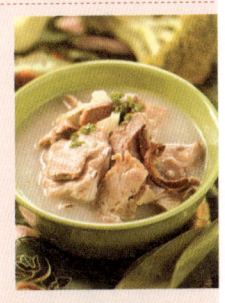

【原料】羊肉500克,山药150克,料酒、盐、姜、葱、蒜、胡椒粉、陈皮、羊肉汤适量。

【做法】❶将羊肉剔去筋膜、洗净,略划几刀,再入沸水锅中焯去血水。❷葱切段、姜拍破、蒜切片待用。❸山药用清水润透后切成片,与羊肉一起置于锅中,注入适量羊肉汤,投入葱、姜、蒜、胡椒粉、陈皮,倒入料酒,用武火烧沸后撇去浮沫,改用文火炖至烂熟,捞出羊肉放冷,切成片,装入碗中,再拣出原汤中姜、葱、蒜,加盐调好味连同山药一起倒入羊肉碗内即成。

●功效 适用于喘促日久、腰酸耳鸣、发脱齿落等。

兔肉

兔肉,属高蛋白、低脂肪、少胆固醇的肉类,故有"荤中之素"的说法。

营养成分

兔肉的瘦肉占95%以上,每100克含优质蛋白质21.6克,比猪肉、牛肉、羊肉、鸡肉都高。兔肉中的维生素含量较高,尤以烟酸居多,以干物质计,每100克含66毫克。兔肉中矿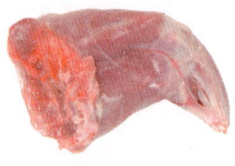
物质含量多,钙含量也高。兔肉的胆固醇含量每100克仅60~80毫克,不仅比一般肉类低,比鱼类也低。兔肉还含有丰富的卵磷脂。

养生功效

◇健脑益智 ◇阻止血栓形成 ◇增强体质 ◇健美肌肉
◇滋阴凉血 ◇解毒祛热

实用偏方

①治慢性荨麻疹:野兔肉250克,茶油、盐适量。将野兔肉切成块,用茶油炒熟,加盐调味后食用。每隔15日食1次,共食3次。

②治痛经:兔肉250克,枸杞子15克,盐适量。将枸杞子和兔肉放入适量水中,用文火炖熟。加盐调味,

吃肉喝汤。每日1次。

③治胃下垂：兔肉250克，黄芪30克，升麻15克，枳实15克。将洗净的兔肉切块待用；将药物装入布袋中，放于烧锅内，加水适量，煮沸后用文火煮20分钟，去除药渣，将兔肉放于锅中，加葱花、姜丝、料酒、盐适量焖熟即可服食。可长期服食。

食用指导

1. 兔肉性凉，宜在夏季食用，寒冬及初春季节一般不宜吃。
2. 不能与鸭血同食，否则易致腹泻。
3. 兔肉是肥胖者和肝病、心血管病、糖尿病患者的理想肉食。但孕妇及经期女性、有明显阳虚症状的女性不宜食用。

常用药膳

◀ 红枣炖兔肉

【原料】红枣15颗，兔肉150克，酱油、料酒、姜片、葱段、盐各适量，白糖少许。

【做法】❶ 选色红、肉质厚实的大红枣洗净。❷ 兔肉洗净，切块，与红枣一起放入砂锅内，再放入料酒、酱油、姜片、葱段、盐、白糖，隔水炖熟，即可食用。

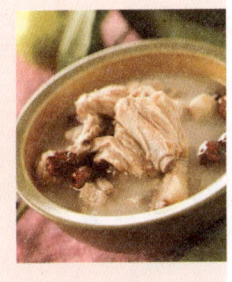

•功效 补益脾胃、补血止血，主治贫血、血崩等症。

狗肉

狗肉,味道醇厚,芳香四溢,有的地方也叫香肉,与羊肉同为冬令进补之佳品。

营养成分

狗肉除了含有丰富的蛋白质和脂肪外,还含有维生素A、维生素E、维生素B_2、氨基酸以及铁、锌、钙等微量元素。

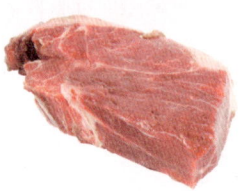

养生功效

◇增强机体抗病能力 ◇增强体魄 ◇提高消化能力
◇促进血液循环 ◇改善性功能

实用偏方

①治疟疾:狗肉250克,姜100克,黑豆150克,陈皮1片,红枣10颗。将狗肉洗净切块,与后四料加水同煮至肉熟。吃肉喝汤。每日1剂。

②治小儿遗尿:狗肉100克,黑豆50克,葱、姜、盐适量。狗肉切成小块,与黑豆加水同煮,待肉烂时,再加入葱、姜、盐等调料即成。佐餐食用。隔日1次,连服5～7次。

③治风疹块:狗肉300克,黄芪50克,大米500克,盐少许。狗肉剁烂成泥,黄芪煮水去渣,入大米煮成粥,

待半熟时入狗肉泥及盐即可。

④治呃逆：狗肉120克，姜30克。二料同煮，肉烂熟食用。

食用指导

❶不能与鲤鱼、泥鳅、绿豆、杏仁同食；食后宜喝米汤解渴，不宜喝茶。
❷半生狗肉、疯狗肉忌食。
❸非虚寒性疾病、脑血管病、心脏病、高血压病、中风后遗症患者不宜食用。

常用药膳

◀ 五香狗肉汤

【原料】狗肉500克，橘皮、桂皮、小茴香、大料、料酒、姜、酱油、白糖各少许。

【做法】❶将狗肉洗净，切成小块，入沸水烫后洗净，放砂锅内加水。❷投入橘皮、桂皮、小茴香、大料、姜、料酒、酱油、白糖，用武火烧沸后，改文火烧至狗肉烂熟，呈酱红色即成。

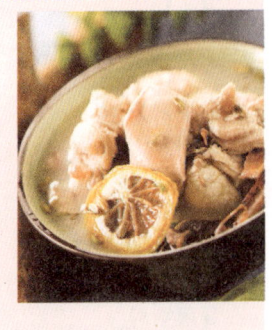

•功效 补中益气、温肾壮阳，用于肾阳不足、腰膝酸软、四肢不温、阳痿不举等症。

牛肉

牛肉,是中国人的第二大肉类食品,味道鲜美,营养价值高,享有"肉中骄子"的美称。

营养成分

牛肉是优良的高蛋白食品,每100克黄牛肉中约含蛋白质20克(比猪肉要多3.3%,比羊肉要多10%),含脂肪10.2克,含碳水化合物2.6克。牛肉中含有多种维生素和少量矿物质,还含有一定的胆固醇。

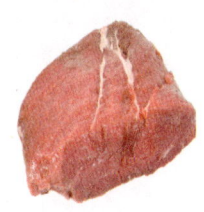

养生功效

◇提高机体抗病能力　◇冬季补益佳品

实用偏方

①治风寒咳嗽:大米50克,姜10克,葱白10克。大米加水煮粥,粥熟后加入姜和葱白,略煮即可。

②治遗精肾亏:大米50克,鹿角胶15克,加水与适量调料,煮粥食用。

食用指导

老人、幼儿及消化能力弱的人少食,或适当吃些嫩牛肉;患皮肤病、肝病、肾病的人慎食。

肉类

驴肉

驴肉,肉质细嫩,远非牛羊肉可比,有补气、补虚之功效。民间有"天上龙肉,地上驴肉"的谚语,以此来形容驴肉之美。

营养成分

驴肉所含的动物胶、骨胶朊和钙、硫等成分,能为体弱、病后调养的人提供良好的营养补充。

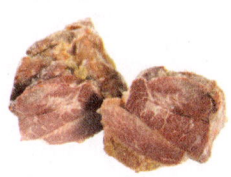

养生功效

◇补气血　◇益脏腑

实用偏方

①治心烦气躁:驴肉适量,加豆豉、五香粉、盐调味煮熟后取出切片食用。

②治脉管炎:当归15克、黄芪30克(布包),与驴肉250克同煮,以驴肉烂熟为度。吃肉喝汤。

食用指导

❶食后不宜立即饮茶。
❷孕妇,脾胃虚寒者、慢性肠炎、腹泻患者不宜食用驴肉。

猪血

猪血,是最理想的补血佳品之一,人称"液体肉"。在日本和欧美等许多国家,以动物血为原料制成的香肠、点心很受消费者青睐。

营养成分

每 100 克猪血中含蛋白质 19 克、脂肪 0.4 克、矿物质 0.5 克,此外还含有人体必需的铁、铜、锌等多种微量元素。

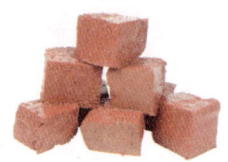

养生功效

◇防治缺铁性贫血　◇清肠通便　◇预防肾脏疾患

实用偏方

①治吐血:血余炭、猪血块焙炭各 3 克,黄酒适量。前二味研为细末,以黄酒兑开水冲服。

②治便血:鲜菠菜、熟猪血各 500 克。先将猪血切块、煸炒,烹入料酒,至水干时加入肉汤、盐、胡椒粉、菠菜,煮沸后,盛入汤碗即可食用。每日 1 次。

食用指导

高胆固醇血症、肝病、高血压和冠心病患者应少食。猪血不宜食用过多,以免增加体内胆固醇。

蔬菜

蔬菜的营养成分主要包括矿物质、维生素素等,这些物质的含量越高,蔬菜的营养价值越高。蔬菜所含的类胡萝卜素、二丙烯化合物等,对人体的健康十分有益。

白萝卜

白萝卜,也叫莱菔、罗服,可生食、可做菜,还可腌制泡菜、酱菜。白萝卜营养丰富,民间有"冬吃萝卜夏吃姜,一年四季保安康"的说法。

营养成分

白萝卜含有能诱导人体自身产生干扰素的多种微量元素及大量的植物蛋白、维生素C和叶酸。白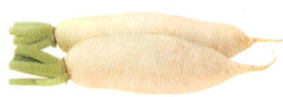萝卜有促进新陈代谢的物质,有助于消除皮下脂肪,故有减肥作用。白萝卜中的挥发油和芥子油可刺激肠胃蠕动,帮助消化。

养生功效

◇有助于减肥　◇增加机体免疫力　◇抑制癌细胞生长
◇降低血脂　◇软化血管　◇稳定血压　◇预防冠心病

实用偏方

①治高血压:白萝卜750克,荸荠500克,蜂蜜50毫升。前二料切碎捣烂,置消毒纱布中拧汁,去渣,加入蜂蜜,1日内分2～3次服完。

②治哮喘:白萝卜150克,荸荠50克,猪肺75克。白萝卜切块,荸荠、猪肺切片。三料加水及作料共煮熟,即可食用。

③治流行性感冒：白萝卜250克，米醋适量。白萝卜洗净切片，加米醋浸数小时，当菜下饭。每日1剂。

④治小儿肺炎：白萝卜100克，橄榄30克，糯米50克。将橄榄用水洗净去核，再将白萝卜洗净切片，与糯米一同入水熬粥，粥成后候凉食用。

⑤治慢性咽炎：鲜白萝卜1个，青果10个，冰糖少许，煎水代茶饮，日服2次。

食用指导

❶不可与胡萝卜、人参、西洋参、橘子同食。
❷十二指肠溃疡、慢性胃炎、单纯甲状腺肿、先兆流产、子宫脱垂患者忌食。

常用药膳

◀ 白萝卜猪展汤

【原料】白萝卜80克，猪展130克，香菜、姜各适量。

【做法】❶白萝卜洗净去皮，切块；猪展洗净切成小块；香菜洗净；姜洗净去皮切片。
❷锅中注水烧开，猪展汆水。
❸将白萝卜、猪展、姜片放入砂锅，加清水大火煮沸后改小火炖煮2小时，加盐调味，用香菜叶子点缀即可。

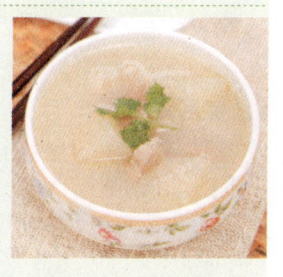

土豆

土豆,是粮菜兼用型蔬菜,学名马铃薯,也叫洋芋,与稻、麦、玉米、高粱一起被称为全球五大农作物。

营养成分

土豆中含有丰富的碳水化合物、维生素C、维生素A、维生素B_1、钾、胡萝卜素。此外还含有铁、钙、磷、抗坏血素和粗纤维等成分,热量高但不含脂肪,能满足人体全部营养需要的95%。土豆对脾虚,消化不良,大便干燥,神疲乏力,慢性胃病有一定食疗作用。

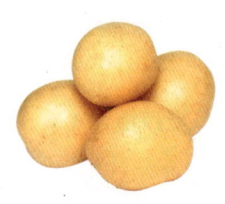

养生功效

◇促进胃肠蠕动 ◇加速胆固醇代谢 ◇预防血胆固醇增高 ◇治疗消化不良

实用偏方

①治腮腺炎:土豆1个。以醋磨汁,搽患处,干了再搽,不间断。

②治湿疹:鲜土豆1000克。将鲜土豆洗净榨汁,饭前服10毫升。

📖 食用指导

① 土豆片、土豆丝放入水中浸洗便于烹调,但不可泡太久以免营养流失。
② 孕妇慎食,以免增加妊娠风险。
③ 吃时宜去皮。皮色发青或发芽的土豆不能吃,以防龙葵碱中毒。
④ 土豆不宜与石榴、柿子同食,易形成胃结石。

🍚 常用药膳

◀ 山药炒土豆丝

【原料】土豆400克,山药30克,红青椒1个,酱油10毫升,盐5克,味精3克,姜5克,葱10克,植物油50毫升。

【做法】① 将山药浸泡一夜,捞起,沥干水分,切细丝;土豆去皮,洗净,切细丝;红青椒洗净,切丝;姜切片,葱切段。
② 将炒锅置武火上烧热,倒入植物油,烧至六成热时,下入姜、葱、红青椒爆香,随即下入山药丝、土豆丝,调入盐、酱油、味精,炒熟即可。

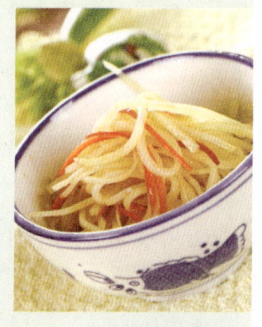

●功效 健脾和胃、益气和中,适用于胃痛、脾胃虚弱等症。

食物养生随身查

胡萝卜

胡萝卜,又叫黄萝卜、红萝卜,颜色靓丽,脆嫩多汁,芳香甘甜。对人体有多方面的保健功能,被誉为"小人参"。胡萝卜能保持眼睛和皮肤健康,提高机体免疫力,对消化不良,夜盲,痢疾,高血压,糖尿病均有一定的食疗作用。

营养成分

胡萝卜中含有丰富的胡萝卜素,及维生素 B_1、维生素 B_2、维生素 C、维生素 D、维生素 E、维生素 K、叶酸、钙质及膳食纤维等,几乎可以与多种维生素药丸媲美。胡萝卜中还含有大量构成脑细胞和骨髓细胞的磷质,每500克胡萝卜中含磷140克、钙305毫克、糖35克。

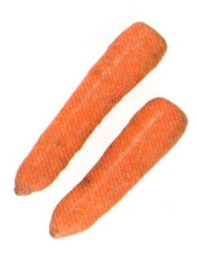

养生功效

◇防止呼吸道感染 ◇治疗夜盲症 ◇防止血管硬化
◇降低胆固醇 ◇防治高血压 ◇抗衰老

实用偏方

①治水痘:胡萝卜120克,栗子90克,香菜60克,荸荠60克。四料水煎服。每日1剂。

②治小儿消化不良:胡萝卜、茶叶各适量。二味水煎,去渣饮汁。

③治小儿百日咳：胡萝卜50克，红枣10颗。将胡萝卜切小段，与红枣一起加水600毫升，煎至200毫升。随意饮汤，吃枣与胡萝卜。

食用指导

1. 与酒同食会在肝脏中产生毒素，导致肝病。
2. 每餐1根（约70克），大量摄入会令皮肤色素发生变化，变成橙黄色；女性过量食用则易引起月经异常甚至不孕。
3. 不宜生吃，熟食为佳，用油炒或与肉类炖食，营养较丰富。
4. 胡萝卜不宜与醋同食，易造成维生素A缺失。
5. 胡萝卜不宜与人参同吃，两者同吃可能引起腹胀腹痛，加重肠胃负担，同时也不利于营养成分的吸收。

常用药膳

鸡肝胡萝卜汤

【原料】鸡肝1副，胡萝卜适量，盐少许，冷水适量。

【做法】❶ 将胡萝卜洗净切片，放入冷水锅内煮沸。❷ 投入洗净的鸡肝煮熟，以盐调味即成。

• 功效 补肝益肾，养血明目，防治夜盲症。

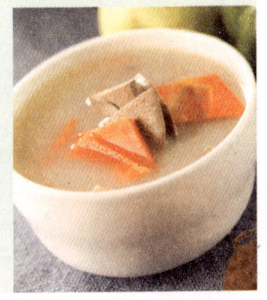

红薯

红薯,又称白薯、番薯、山芋、红苕,学名甘薯,味道甜美,营养丰富,易于消化,可供给人体大量热能,部分地区以其为主食。

营养成分

红薯中碳水化合物含量高（23.1%）,所含热能也高（100克鲜红薯可产生99千卡热量）,但不含脂肪。此外,红薯还富含膳食纤维、生物类黄酮、维生素A、维生素B_1、维生素C、钾、胡萝卜素等营养素。

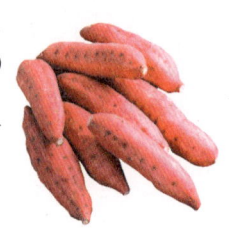

注:1千卡=4.186千焦。

养生功效

◇防止便秘　◇治疗痔疮　◇保持血管弹性

实用偏方

①治糖尿病:干红薯藤30克,干冬瓜皮12克。二料放入砂锅,用水煎,可常服。

②治便秘:红薯300克,红枣15颗,蜂蜜25毫升。将红薯去皮,切碎,同红枣一起加水500毫升用武火煮至约300毫升,再加入蜂蜜,用文火煮5～10分钟,待凉后早晚服食,连汤带渣同时吃。每日1剂,服3～4

日见效。

③治高血压：红薯250克蒸熟，去皮压成泥状，加面粉100克揉成团。取净鱼肉50克剁细，加酱油拌匀。锅中加玉米油30毫升，烧热下葱姜末炒香，再下鱼肉略炒，做成馅，包入红薯泥面团中，压成饼，蒸熟即成。早、晚代主食吃。

食用指导

① 宜与米面搭配食用，并配以咸菜或菜汤，以免肚胀排气。
② 不宜吃生红薯，因为生红薯中的细胞膜未经高温破坏，碳水化合物难以被人体消化。
③ 烂红薯（带黑斑）和发芽的红薯有毒，忌食。

常用药膳

◀ 红薯粥

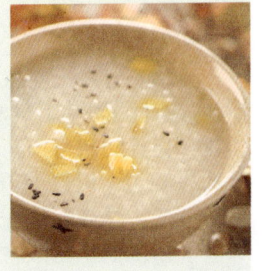

【原料】红薯50克，大米150克，黑芝麻、白糖适量。

【做法】❶红薯削皮，切成小块，加清水适量煎煮，大米淘洗干净。❷大米放入锅内煮开，再放入红薯，待红薯熟透变软后，加入白糖，再煮片刻，撒上黑芝麻即可。

• 功效 益气润肠，适用于气虚便秘，症见无力排便、便后疲乏等。

山药

山药,又称山芋。因其营养丰富,自古便被视为物美价廉的补虚佳品,既可做主粮,又可做蔬菜,还可制成糖葫芦之类的小吃。

营养成分

山药中含有黏蛋白、淀粉酶、皂苷、游离氨基酸、多酚氧化酶等物质,且含量较为丰富,具有滋补作用,为病后康复食补之佳品。

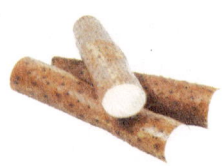

养生功效

◇防止动脉硬化　◇促进人体T淋巴细胞增殖　◇增强免疫功能　◇延缓细胞衰老

实用偏方

①治感冒:山药200克,去皮蒸熟,放白糖30克搅烂。赤豆200克,焖熟去皮做成豆沙,放白糖10克、桂花2克拌匀。用山药泥将豆沙包在里面做成饼,上面加果脯丁。用白糖10克和水75毫升勾稀芡,浇在山药饼上。蒸熟当点心,随意食用。

②治上消型糖尿病:山药、白芍、甘草各等份。三味药研成末,每次取3克,开水送服,每日早、午、晚饭前各吃1次,一般1个星期就可见效。

③治亢进性糖尿病：山药120克，猪脾100克。山药切片，猪脾切成小块。先将山药炖熟，然后将猪脾放入炖煮片刻，熟后趁热吃，猪脾和汤须吃完，山药可以不吃，若要吃则须细嚼，方可咽下。每日早晨吃1次。

食用指导

1. 山药宜去皮食用，以免产生麻、刺等异常口感。
2. 山药有收涩作用，大便燥结者不宜食用。

常用药膳

◀ 红薯山药糯米粥

【原料】红薯30克，山药20克，黄豆20克，糯米70克，白糖适量。

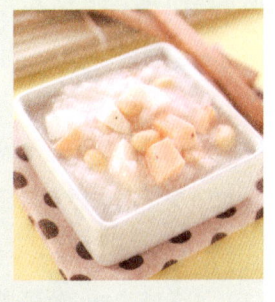

【做法】❶糯米、黄豆分别洗净，用清水浸泡4小时；红薯、山药分别去皮、洗净，切成小块。❷注水入锅，大火烧开，下黄豆煮至滚沸后加入糯米、红薯、山药同煮，边煮边搅拌。❸待米再次煮开后，转小火继续慢熬至粥软黏稠，加入适量的白糖调味，即可食用。

• 功效 此款红薯山药糯米粥，具有滋补脾胃、增强胃动力及促进肠道运动的功效，尤其适宜脾胃虚弱者食用。

莲藕

莲藕,又名莲菜,微甜而脆,可生食,也可做菜,药用价值高,是上好的滋补佳珍。生藕能生津止血,熟藕能补脾凉血,莲藕的止血作用较强,几乎对体内各种出血症状都有较好的疗效,常见于辅助治疗吐血、尿血、便血及子宫出血等症。

🌱 营养成分

莲藕的维生素C含量高(每100克中含40~50毫克),还含有多酚类化合物、过氧化物酶,能把人体内的"垃圾"打扫得一干二净。莲藕中含有比较丰富的优质蛋白质(约2%),其氨基酸构成与人体所需接近,生物学价值高。此外,莲藕还富含膳食纤维(2%左右),钙、磷含量也较高(钙为89毫克,磷285毫克)。

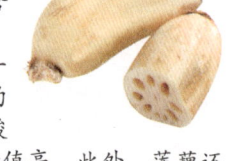

🌿 养生功效

◇预防缺铁性贫血 ◇收缩血管和止血 ◇治疗尿血

🍃 实用偏方

①治肺结核:鲜藕200克,鲜茅根150克。鲜藕、茅根洗净切碎,加水600毫升煎汁。取汁代茶频饮。

②治产后恶露不行:莲藕250克,桃仁10克,盐少许。将前二料洗净切成小块,加清水煮汤,然后以盐调味。吃藕喝汤。

③治肿瘤：莲藕2节，葡萄500克，生地黄200克。将莲藕、葡萄、生地黄分别榨汁调匀。饮汁，每日2次。

食用指导

❶藕性偏凉，产妇不宜过早食用，一般产后1～2周后再吃可以逐瘀。
❷莲藕不宜与菊花搭配，易导致腹泻。

常用药膳

◀ 莲藕牛腩汤

【原料】牛腩250克，莲藕250克，赤小豆25克，生姜2片，蜜枣4颗，盐少许，冷水适量。

【做法】❶选鲜牛腩，洗净，切大块，割去肥脂，用开水烫后过冷水，漂洗干净，滴干水；莲藕洗净，刮皮去节，拍成大块；赤小豆、生姜、蜜枣洗净。❷将以上用料放入冷水煲内，武火煲开后，改文火煲3小时，加盐调味即可。

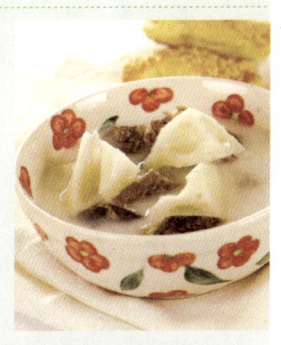

●功效 补五肠、疗虚损、除风湿、强筋骨，可治气血两亏、肾虚腰痛、体虚疲劳等症。

荸荠

荸荠，也称马蹄、地栗，形状、性味、成分、功用与栗子相似。它皮色紫黑、肉质洁白、味甜多汁、清脆可口，可做水果，也可做蔬菜，自古便有"地下雪梨"的美誉，北方人视为"江南人参"。有清热生津、开胃消食、化痰、消积、明目、益气等功效。

营养成分

鲜荸荠叶美多汁，口感脆甜，水分含量占到一半以上，荸荠的营养成分也比较丰富，主要有碳水化合物、蛋白质、脂肪、粗纤维、胡萝卜素、B族维生素、维生素C以及矿物质铁、磷、锌、钙等，矿物质中尤以磷的含量最高，居于根茎类蔬菜之首。

养生功效

◇防治肺部的癌肿　◇预防急性传染病　◇清热泻火
◇利尿通便　◇化湿祛痰　◇消食除胀

实用偏方

①治麻疹：荸荠60克，香菜90克，胡萝卜120克。三料加适量水煎汁，为1日服量。

②治糖尿病：荸荠（去皮）、雪梨（去皮）、鲜芦根、鲜藕各500克，鲜麦冬1000克。五料榨汁混合冷服或温服，每日数次。

③治鼻出血：荸荠、白萝卜、莲藕各500克。三料分别洗净切片，用水煎服。每日1剂，连服3~4剂。

④治阴虚阳亢型高血压：荸荠100克，海蜇皮30克。荸荠去皮、切片，与海蜇皮共放锅内，煮沸即可食用。

食用指导

❶ 生荸荠外皮和内部可能附着较多细菌和寄生虫，需洗净煮透后再食用。

❷ 荸荠属于生冷食物，脾肾虚寒、有血瘀者不宜食。

常用药膳

◀ 西红柿荸荠汁

【原料】荸荠、西红柿各200克，白糖30克。

【做法】❶ 荸荠洗净，去皮，切碎，放入榨汁机中榨取汁液。❷ 西红柿洗净，切碎，也用榨汁机榨成汁。❸ 将西红柿、荸荠的汁液倒在一个杯中混合，加入白糖搅匀即成。

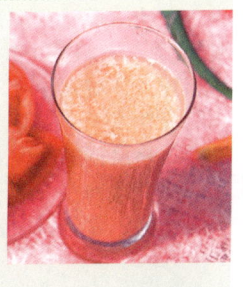

•功效 补血养颜，丰肌泽肤，消斑祛色素，补益脾胃，调中固肠。

芥菜

芥菜,即大头菜,又称芜菁。榨菜是芥菜的一种,雪里蕻则是叶用芥菜的一种。

营养成分

芥菜含有丰富的膳食纤维,还含有一种硫代葡萄糖苷的物质,经水解后能产生挥发性芥子油。

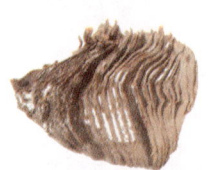

养生功效

◇防止便秘　◇清热解毒　◇抗菌消肿　◇促进伤口愈合
◇醒脑提神　◇解除疲劳

实用偏方

①治尿道结石:芥菜1000克,莼菜500克,冬瓜皮60克。三料切块共放入锅中,加适量水煮,煮好后沥出残渣,喝其汁液。

②治失音:腌陈芥菜干15~30克。将其用开水冲汤,略浸待凉后含漱或内服。每日1剂,频服。

③治咽喉肿痛:芥菜200克,洗净,切小块,用开水微煮,含于口中,或慢慢咀嚼。

食用指导

内热偏盛,患有疮疡、痔疮便血及眼疾者忌食;高血压、血管硬化病人少食腌制芥菜,以减少盐摄入。

油菜

油菜,颜色深绿,营养含量及食疗价值可称得上是蔬菜中的佼佼者,富含多种营养素,所含维生素C比大白菜高1倍多。

营养成分

油菜中含有丰富的钙、铁、维生素C和胡萝卜素,是人体黏膜及上皮组织维持生长的重要营养源。

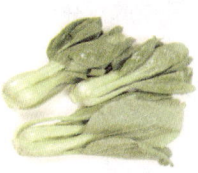

养生功效

◇促进血液循环　◇散血消肿　◇明目　◇降低胰腺癌

实用偏方

①治雀斑:油菜50克,柠檬1个,雪梨2个。共放榨汁机中榨汁,1次饮完,每周3~5次。

②治面部浮肿:油菜200克,海米50克。油菜洗净切长段,用油炒。再放入温水发透的海米,加适量鸡汤炒熟,加盐、味精,勾芡即可食用。每日1次。

③治小儿丹毒:油菜子研细末,调香油敷患处。或用油菜叶捣汁涂擦。

食用指导

吃剩的熟油菜过夜后不要再吃,以免造成亚硝酸盐沉积,易引发癌症。

洋葱

洋葱,又名葱头、圆葱,有辛辣香气,在国外被誉为"菜中皇后",是价低而营养丰富的家常菜。

营养成分

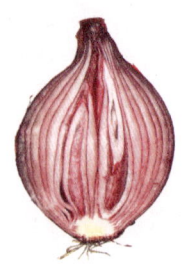

洋葱除不含脂肪外,富含蛋白质、胡萝卜素、维生素B_1、维生素B_2、维生素B_5、维生素C、糖、粗纤维及硒等多种营养成分。此外,洋葱还含有前列腺素A及氨基酸等成分。据测定,每100克洋葱含钙40毫克、磷50毫克、铁1.8毫克、维生素C 8毫克。

养生功效

◇扩张血管 ◇预防血栓 ◇防癌 ◇抗衰老 ◇防治骨质疏松症

实用偏方

①治心绞痛:洋葱(隔年者佳)7个,香油适量。将老洋葱洗净去掉外皮,切碎捣汁,也可略加些凉白开水捣,再入香油调匀灌之。

②治风寒感冒:洋葱3个。加水煎汤,临睡时趁热服洋葱汤,再用热洋葱烫脚。服后盖被,汗出则愈。

③治鸡眼：洋葱1个，荸荠1个。将洋葱、荸荠洗净，沥干水，共放乳钵中捣烂成糊；将糊敷在鸡眼处，以橡皮膏固定好，每晚睡前洗脚后换药1次。

④治咳嗽：洋葱3个，鸡蛋1个，清水适量，冰糖适量。将上述各料隔水炖15~20分钟即可，饭后吃蛋喝汤。一般吃3~5次就可痊愈。

食用指导

❶ 洋葱比较适合高血压、高脂血症、动脉硬化等心血管疾病患者食用。另外，糖尿病、癌症、急慢性肠炎、痢疾患者也可多食用洋葱。

❷ 皮肤瘙痒性疾病、眼部充血患者忌食；肺、胃发炎者少食。

常用药膳

◀ 拌洋葱

【原料】洋葱500克，芝麻、盐、酱油、陈醋、香油各适量。

【做法】❶将洋葱剥去老皮洗净，直刀切成片，再改刀切成粗丝。❷然后拌上盐、酱油、陈醋，最后滴上香油，撒上芝麻拌匀即可。

•功效 预防脑血栓。

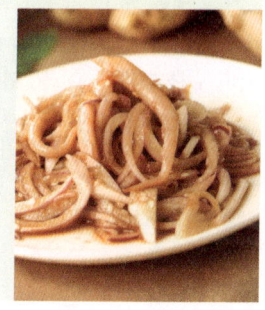

魔芋

魔芋,又称麻芋、鬼芋。具有奇特的保健作用和医疗效果,被人们誉为"魔力食品",有"不想胖,吃魔芋;要想瘦,吃魔芋;要想肠胃好,还是吃魔芋"的说法。

营养成分

魔芋含有异常丰富的营养成分。每100克中含蛋白质2.2克、脂肪0.1克、碳水化合物17.5克、钙19毫克、磷51毫克。此外还含有大量甘露糖苷、维生素、膳食纤维及一定量的黏液蛋白。

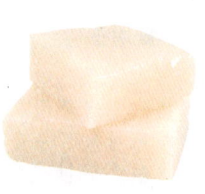

养生功效

◇预防动脉硬化　◇防治心脑血管疾病　◇防止便秘

实用偏方

①治肿瘤:魔芋30克,黄药子、天葵子、红木香、七叶一枝花各25克。五料共水煎,每日1剂,分2次服用。

②治痰咳:魔芋100克,油、盐少许。魔芋和油、盐一起入锅中,翻炒后出锅即可食用。

食用指导

生魔芋有毒,必须煎煮3小时以上方可食用;每次食用量不宜过多。

蔬菜

小白菜

小白菜,又叫青菜、油白菜,是蔬菜中含矿物质和维生素最丰富的菜。小白菜所含的钙是大白菜的2倍,含维生素C约是大白菜的3倍,含有的胡萝卜素是大白菜的74倍,所含的糖类和碳水化合物略低于大白菜。

营养成分

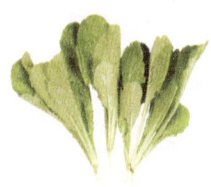

小白菜含蛋白质、脂肪、粗纤维、碳水化合物、酸性果胶、钙、磷、铁等矿物质及多种维生素。小白菜所含的矿物质钙、磷能够促进骨骼发育,加速人体新陈代谢,增强机体造血功能。它还富含维生素B_1、维生素B_6、泛酸等,能缓解精神紧张。

养生功效

◇促进骨骼发育　◇缓解精神紧张　◇抗过敏

实用偏方

治消化性溃疡出血:小白菜250克,洗净,切细,用少量盐拌腌10分钟,用洁净纱布绞取液汁,加入适量的白糖食用。一日内分为3次,空腹服下。

食用指导

不宜生食;脾胃虚寒、大便溏薄者少食。

生菜

生菜，是莴苣的一个变种，因适宜生食而得名，质地脆嫩，口感鲜嫩清香。市场上一般有2种：球形的包心生菜和叶片皱褶的奶油生菜（花叶生菜）。

营养成分

生菜营养丰富，含有抗氧化物、β-胡萝卜素及维生素B_1、维生素B_2、维生素B_6和维生素C、维生素E，还含有丰富的微量元素钙、磷、钾、钠、镁及少量的铜、铁、锌，以及膳食纤维。

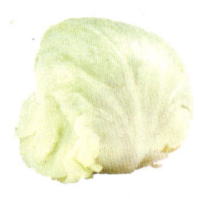

养生功效

◇镇痛催眠　◇降低胆固醇　◇治疗神经衰弱　◇养胃
◇清热爽神

实用偏方

①治妊娠呕吐：生菜50克，韭菜50克，姜20克。将生菜洗净，切碎；韭菜洗净，切碎；姜洗净，拍破。将三料放在盆中捣烂，取汁饮。每日2剂，7日为1个疗程。

②治失眠：生菜200克。将生菜洗净，切片，加入适量盐等调料。每日1次。

③治粉刺：生菜150克。将生菜洗净，捣烂绞汁，

将汁液涂在脸上。每日2次。

食用指导

1. 生菜性凉，尿频、胃寒者少食。
2. 储藏时应远离苹果、梨和香蕉，以免诱发赤褐斑点。

常用药膳

◀ 蚝油生菜

【原料】生菜600克，蚝油30毫升，植物油60毫升，胡椒粉1克，蒜末3克，盐、糖、料酒、味精、酱油、高汤、淀粉、香油各适量。

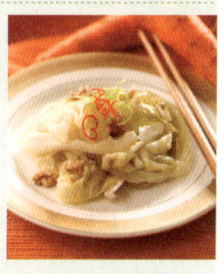

【做法】❶ 把生菜老叶去掉，清洗干净。坐锅放水，加盐、糖、油，水开后放生菜，翻个取出，压干水分放盘里。

❷ 坐锅放油，加蒜末炒一炒，加蚝油、料酒、胡椒粉、糖、味精、酱油、高汤，锅开后勾芡，淋香油，浇在生菜上即可。

• 功效 降低胆固醇。

特别提示

因生菜可能有农药化肥残留，生吃前一定要洗净，可在清水中加入少许食盐，并搅拌至完全溶解，然后用来浸泡生菜，可杀虫、杀菌。

菠菜

菠菜,又叫波斯菜、赤根菜,古代阿拉伯人称它为"蔬菜之王",具有滋阴润燥、舒肝养血之功效。

营养成分

菠菜营养丰富,它的显著特点是含有丰富的胡萝卜素和维生素B_6,并含有大量的水分、蛋白质和碳水化合物,同时还是铁、镁、钾、钙和维生素A、维生素C的优质来源,是保护眼睛、平衡血压的高手,也是补充体力、防止贫血的专家之一。

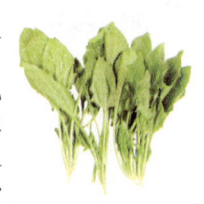

养生功效

◇保持血糖稳定 ◇防止口角炎 ◇防治老年痴呆症
◇清理肠胃热毒 ◇防治便秘

实用偏方

①治糖尿病:菠菜根100克,鸡内金15克。二料加水煎,每日3次饮服。

②治痔疮:菠菜500克,猪血250克。将菠菜洗净切段,猪血切块,加清水适量,煮汤,调味后服食,亦可佐餐。每日或隔日1次,连服2~3次。

③治夜盲症:菠菜500克。洗净,捣烂,挤汁,1日内分3次服完。

食用指导

1. 尽可能与海带、蔬菜、水果等碱性食品同食,可促使草酸钙溶解排出,防止结石。
2. 电脑工作者、爱美人士、糖尿病患者、中老年人应常食。
3. 婴幼儿和缺钙、软骨病、肺结核、肾结石、腹泻病患者忌食。

常用药膳

◀ 菠菜鱼片汤

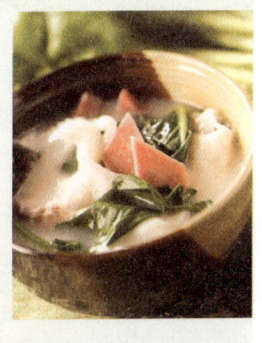

【原料】鲤鱼肉250克,火腿片25克,菠菜100克,色拉油100克,味精、盐、料酒、葱段、姜片各适量,冷水1500毫升。

【做法】❶将鲤鱼肉切成片,用盐、料酒拌匀,腌半个小时;火腿片切末、菠菜洗净切成段。❷将锅置于旺火上,放入色拉油烧热,放入葱段、姜片爆香,再放入鱼片略煎,然后加水煮沸,改用小火焖煮半小时,再放入菠菜段,加入盐、味精、料酒调味,撒上火腿末,煮沸后,盛入汤盆中即可。

•功效 清热,润肠,降血压。

大白菜

大白菜，有"菜中之王"的美名，在我国北方的冬季餐桌上必不可少，有"冬日白菜美如笋"之说。民间说：鱼生火，肉生痰，白菜豆腐保平安，即所谓"百菜不如白菜"。

营养成分

大白菜的主要成分是蛋白质和碳水化合物，并含有丰富的维生素B_1、维生素B_2、维生素C、烟酸、粗纤维、蛋白质、脂肪、糖类、钙、磷、铁、锌等。大白菜所含的钙和维生素C比梨和苹果还高，其微量元素——锌的含量不但在蔬菜中屈指可数，甚至高过肉类和蛋类。

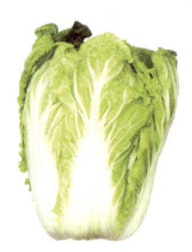

养生功效

◇护肤养颜　◇促进人体排毒

实用偏方

①治失眠：小米15克，制半夏6克。二味用水煎服，每日1次。

②治血虚诸证：小米100克，花生50克。二味同煮粥，每日1次。

③治小儿腹泻：小米100克，山药80克，红枣15颗。三味同煮粥，每日2次。

食用指导

1. 大白菜顺丝切易熟。不宜用煮焯、浸烫、挤汁等方法烹调，以免营养流失。
2. 腐烂的大白菜中含有亚硝酸盐等毒素，食后可使人体严重缺氧甚至有生命危险。
3. 大众人群普遍适合食用大白菜，尤其适合于慢性习惯性便秘、伤风感冒、肺热咳嗽、咽喉发炎、腹胀及发热患者食用。但大白菜性寒凉，胃寒腹痛的人不能多吃。

常用药膳

◀ 海米白菜汤

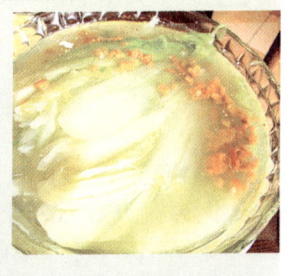

【原料】白菜心250克，海米50克，火腿10克，水发香菇4个，高汤、盐、味精、鸡油各适量。

【做法】❶将白菜心切成条，用沸水稍烫，捞出控净水。海米用温水泡好。火腿切成片。把香菇择洗干净，挤干水分，一切两半。❷锅内加入高汤、火腿、香菇、海米、白菜条、盐，烧开，撇去浮沫，待白菜软时加入味精，淋上鸡油，盛入汤碗。

•功效 护肤养颜。

芹菜

芹菜,是常食蔬菜之一,既可热炒,又能凉拌,是一种具有很好药用价值的植物。

营养成分

芹菜中B族维生素的含量较高,钙、磷、铁等微量元素含量也高于一般绿色蔬菜。据测定,每100克芹菜中含蛋白质22克、钙8.5毫克、磷61毫克、铁8.5毫克,其中蛋白质含量比一般瓜果蔬菜高出1倍,铁含量为西红柿的20倍左右。

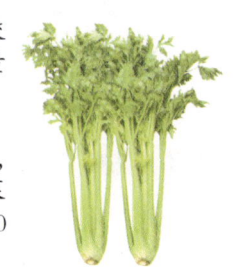

养生功效

◇防止血管硬化 ◇治疗神经衰弱 ◇降血糖

实用偏方

①治高血压:鲜芹菜500克,蜂蜜50毫升。芹菜洗净捣烂绞汁,拌蜂蜜微温服,每日分3次服完。

②治高脂血症:鲜芹菜500克,黑枣25颗。将黑枣洗净去核,与芹菜段同煮,每日分3次服完。

③治肝炎:鲜芹菜100~150克,胡萝卜100克,鲜车前草30克,蜂蜜适量。将芹菜、胡萝卜、车前草洗净捣烂取汁,加蜂蜜炖沸后温服。每日1次,疗程不限。

④治口臭：芹菜100克，鲜嫩竹笋80克，熟植物油、盐、味精适量。竹笋煮熟切片；芹菜洗净切段，用开水略焯，控尽水与竹笋片相合；加入适量熟植物油、盐、味精，拌匀即可食用。

食用指导

① 芹菜叶中所含的胡萝卜素和维生素C比茎多，因此吃时不要把能吃的嫩叶扔掉。
② 芹菜有降血压作用，血压偏低者慎用。

常用药膳

◀ 糖醋芹菜

【原料】芹菜500克，糖、盐、香油、醋各适量。

【做法】将芹菜去老叶洗净，入沸水焯过，待茎软时，捞起沥干水，切寸段，加糖、盐、醋拌匀，淋上香油，装盘即可。

• 功效 降压、降脂，孕妇、高血压病患者可常食。

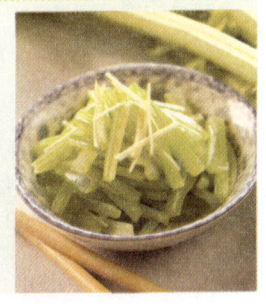

特别提示

市场上的芹菜主要有4种，即青芹、黄心芹、美芹和白芹，一般青芹味道比较浓；白芹味淡、不脆；黄心芹味浓、较嫩；美芹味淡、口感脆，可以根据需要来选择。

莴笋

莴笋,是莴苣的一个变种,色泽淡绿,制作菜肴可荤可素、可凉可热,口感鲜嫩爽脆,具有独特的营养价值。

营养成分

莴笋中无机盐、维生素含量较丰富,尤其是含有较多的烟酸。莴笋中还含有一定量的微量元素锌、铁,钾离子含量也较高,是钠盐含量的27倍,有利于调节体内盐的平衡。

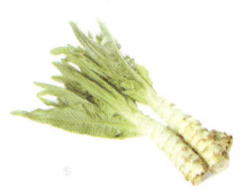

养生功效

◇改善消化系统 ◇抵御风湿性疾病 ◇清热利尿

实用偏方

①治糖尿病:莴笋200克。将莴笋去皮洗净,切成细丝,沸水略焯后,加入少许盐等调料佐餐。

②治缺乳:莴笋60克,糯米30克,粳米30克,生甘草9克。将生甘草煎熬成汤,捞去甘草;莴笋洗净,切成丁;将莴笋、糯米、粳米放入甘草汁中同煮成粥。每日1次。

食用指导

莴笋怕盐,吃时少放盐。

木耳菜

木耳菜,又名西洋菜、豆瓣菜、豆腐菜,因叶子近圆形、肥厚黏滑有如木耳,俗称木耳菜。其嫩叶烹调后清香鲜美,口感嫩滑。

营养成分

木耳菜的营养素含量极其丰富,尤其钙、铁等元素含量甚高,除蛋白质含量比苋菜稍少之外,其他项目与苋菜不相上下。木耳菜富含维生素A、B族维生素、维生素C和蛋白质,而且热量低、脂肪少。木耳菜的钙含量很高,是菠菜的2~3倍,且草酸含量极低,是补钙的优选经济菜。

养生功效

◇清热 ◇解毒 ◇凉血 ◇治疗便秘 ◇降血压

实用偏方

①治大便秘结:鲜木耳菜叶300克,洗净凉拌或炒食。

②治痢疾:木耳菜100克,洗净加水煎服。

食用指导

木耳菜适宜素炒,且不宜放酱油;要用武火快炒,时间过长易出黏液。

苋菜

苋菜，又名野苋菜、赤苋、雁来红，原本是一种野菜，近几年才摆上餐桌。有的地区把苋菜称为"长寿菜"。

🌱 营养成分

苋菜富含多种营养素，其中蛋白质、脂肪、钙和磷的含量都比菠菜高。绿苋菜的铁质稍逊于菠菜，紫苋菜的铁质则超过菠菜1倍以上。至于维生素的含量，菠菜更比不上苋菜。如果一个人一天吃100克苋菜，就可以满足人体对维生素A、维生素C的需要。此外，苋菜还含有菠菜没有的维生素B_2。

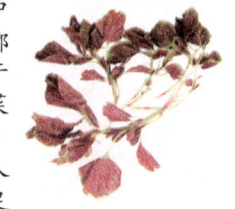

🌿 养生功效

◇促进骨骼生长 ◇防止肌肉痉挛 ◇促进凝血 ◇促进造血功能 ◇防止便秘 ◇减肥轻身

🍃 实用偏方

①治急性菌痢：紫苋菜100克，大米60克。先以水煎苋菜，去渣取汁，下米煮粥，空腹食用。

②治乙型脑炎：苋菜、荸荠、冰糖各适量。荸荠洗净去皮，与苋菜、冰糖同放锅内，加水适量煎煮30分钟，吃荸荠喝汤，不拘时间，少量多饮。

③治肝炎：苋菜100克，绿豆90克，冰糖20克，大米100克。苋菜切段备用；大米、绿豆淘净同放锅内，加水500毫升，用文火炖煮1小时，加入苋菜、冰糖，煮熟即成。每日2次，早晚餐食用。

食用指导

❶不可与甲鱼、龟同食。
❷脾胃虚弱者忌食。

常用药膳

◀ **冰糖绿豆苋菜粥**

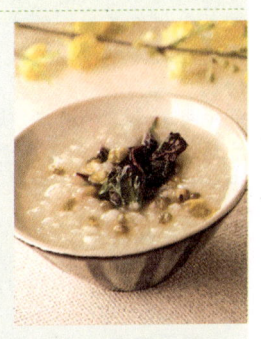

【原料】粳米100克，绿豆、苋菜各50克，冰糖10克，冷水1500毫升。

【做法】❶绿豆、粳米淘洗干净，绿豆在冷水中浸泡3小时，粳米浸泡半小时，捞起，沥干水分。❷苋菜洗净，切5厘米长的段。❸锅中加入约1500毫升冷水，将绿豆、粳米依次放入，置旺火上烧沸，改用小火熬煮40分钟，加入苋菜段、冰糖，再继续煮10分钟，即可盛起食用。

• 功效 清暑解热，除烦止渴，缓解紧张情绪。

芦笋

芦笋,又名龙须菜,状如春笋,鲜美芳香,柔软可口,能增进食欲、帮助消化。芦笋所含的蛋白质、碳水化合物、多种维生素和矿物质优于普通蔬菜。

营养成分

芦笋是一种低热量、高营养的蔬菜,含有数量惊人的抗氧化剂、免疫细胞激活剂以及正常细胞的生长调节剂等微量元素,这些成分分属皂苷、固醇、黄酮苷、异黄酮、含硫氨基酸、维生素类、糖类免疫的激活剂,以及人类健康必需的锰、锌、铜、铁等矿物质中。芦笋中含有丰富的叶酸,大约5根芦笋就含有100多微克,已达到人体每日需求量的1/4。芦笋还含有一般蔬菜中所没有的芦丁甘露聚糖以及胆碱等成分。

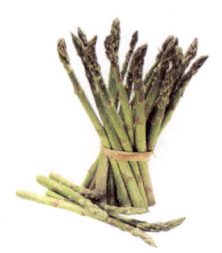

养生功效

◇预防心血管病　◇治疗血管硬化　◇防治胆结石

实用偏方

①治妊娠呕吐:鲜芦笋150克,黄芪15克,猪瘦肉100克,盐等调料适量。将芦笋、黄芪、猪瘦肉放入锅中,加水适量,煎至肉熟。拌入盐等调料即可食用。吃肉喝汤。

②治癌症：芦笋5根，胡萝卜1根，冰块3块，凉开水30毫升。将芦笋段和胡萝卜条放进榨汁机中，加入凉开水一起榨取汁液；把冰块放入杯中，倒入菜汁调匀即可饮服。

食用指导

不宜生吃，痛风和糖尿病患者不宜多食。

常用药膳

◀ 芦笋鸡丝汤

【原料】芦笋50克，鸡胸肉100克，金针菇50克，豆苗50克，蛋白2个，鸡汤1000克，水淀粉15克，盐、味精、香油各适量。

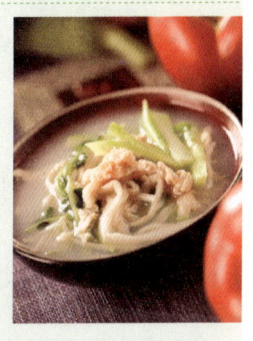

【做法】❶将鸡胸肉切12厘米薄片，再切2厘米长的丝，用水淀粉、蛋白、盐拌腌半小时；芦笋洗净去皮，切成长段；金针菇去沙根，冲洗干净；豆苗择取嫩心，洗净。❷鸡肉丝先用开水烫熟，见肉丝散开即捞出沥干水分。❸鸡汤入锅，加肉丝、芦笋、金针菇同煮，待滚起加盐、味精、豆苗，开锅后淋入香油即可。

•功效 清热解毒，补虚止渴，养肾益肝，降低血糖，最宜肾阴亏虚型的糖尿病。

韭菜

韭菜，颜色碧绿、味道浓郁。韭黄又名黄韭、韭白，是韭菜的软化栽培品种，因不见阳光而呈黄白色，营养价值略逊于韭菜。

营养成分

每100克鲜韭菜中含胡萝卜素3.12毫克、维生素C 39毫克、钙84毫克、磷43毫克、铁8.9毫克、膳食纤维1.2克，尤其是维生素C的含量为西红柿的4倍。此外还含有较多的脂肪、蛋白质和辛香挥发物——硫化丙烯。

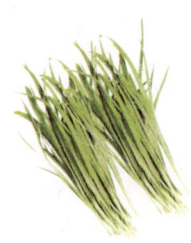

养生功效

◇促进食欲　◇降低血脂　◇温补肝肾

实用偏方

①治急性胃肠炎：韭菜连根250克。将其洗净，捣汁，以温开水冲服。1次服下，每日3次。

②治足踝扭伤：鲜韭菜250克，盐末3克，白酒30克。将韭菜切碎，放盐拌匀，捣成菜泥，外敷于软组织损伤表面，以清洁纱布包住并固定，再将白酒分次倒于纱布上，以保持纱布湿润为度。敷3～4小时后去掉韭菜泥和纱布，第2日再敷1次。

食用指导

1. 初春时节的韭菜品质最佳,晚秋次之,夏季最差。
2. 隔夜熟韭菜不宜再吃。
3. 不能与蜂蜜、牛肉同食。
4. 阴虚火旺、有眼疾和胃肠虚弱者不宜多食。

常用药膳

◀ 韭菜虾羹

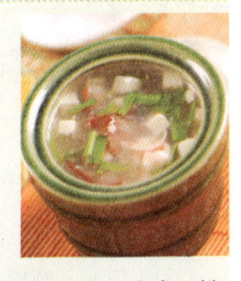

【原料】小虾300克,韭菜40克,嫩豆腐2块,叉烧80克,姜1片,盐4克,淀粉、香油各5克,白糖1克,粟粉20克,色拉油10克,料酒3克,冷水适量。

【做法】❶ 韭菜洗净,切1.5厘米长的段;叉烧切小薄片;嫩豆腐洗净切粒,放入沸水锅中烫3分钟,捞起,沥干水分。❷ 小虾去头(虾头留用),去壳,挑除泥肠,加淀粉和适量盐,用香油腌渍10分钟,放入沸水锅中汆熟。❸ 坐锅点火,入色拉油烧热,爆香姜片,下虾头爆炒片刻,烹入料酒,加入适量冷水,煮滚约15分钟,捞起虾头不要,撇去浮沫。❹ 将叉烧片、小虾、豆腐粒放入虾头汤内煮滚,用水溶粟粉勾稀芡,用盐、香油、白糖调好味,放入韭菜段兜匀,即可盛起食用。

• 功效 本方具有固精、助阳、补肾、治带的功能。适用于阳痿、早泄、遗精、多尿等症。

圆白菜

圆白菜,学名结球甘蓝,也叫洋白菜或卷心菜,来自欧洲,是西方最为重要的蔬菜之一。和大白菜一样产量高、耐储藏,是四季佳蔬。

营养成分

圆白菜的营养价值与白菜相差无几,其中维生素C的含量还要高出一半左右。此外,圆白菜富含叶酸,这是甘蓝类蔬菜的一个优点,孕妇、贫血患者宜多食。

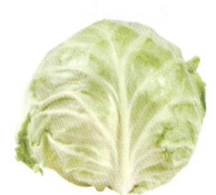

养生功效

◇治疗外伤肿痛 ◇增进食欲 ◇促进消化 ◇抗癌

实用偏方

①治腹胀:圆白菜、盐适量。圆白菜加盐水煮,每天500克,分2次服食。

②治溃疡:圆白菜200克。水煎煮食。每日2次。

③治白血病:圆白菜300克,蜂蜜、温开水适量。圆白菜绞汁,加入蜂蜜、温开水调匀服用。每日2次。

食用指导

皮肤瘙痒性疾病、眼部充血患者忌食;肺胃发炎者少食。

蔬菜

茭白

茭白,又名茭笋、茭瓜,我国特产蔬菜,与莼菜、鲈鱼并称为"江南三大名菜"。质地鲜嫩,荤炒味道更鲜。

营养成分

茭白营养丰富,含有蛋白质、脂肪、钙、磷、铁、糖、维生素B_1、维生素B_2、维生素E、胡萝卜素以及较多的氨基酸;同时,高钾低钠,对保护心脑血管有益。现代研究指出,茭白含水92.2%,100克鲜茭白仅含热量23千卡,属低热量、低脂肪(含0.02%)的清淡性食物。

养生功效

◇祛热 ◇止渴 ◇利尿 ◇退黄疸 ◇通乳汁 ◇解酒醉

实用偏方

治肝阳上亢型眩晕:鲜茭白30克,鲜芹菜30克。将新鲜茭白、芹菜分别剥壳、洗净,切成小段,放于锅内。加适量水煎煮10分钟后,去渣取汁,饮服。

食用指导

茭白因含草酸较多,钙质不易被人体吸收,患肾脏疾病、尿路结石者不宜多食。

食物养生

黄豆芽

黄豆芽,又称"如意菜",蛋白质利用率较黄豆要高10%左右。黄豆在发芽过程中更多的微量元素被释放出来,更利于人体吸收。

营养成分

富含优质植物蛋白、维生素和钙等矿物质,热量低、水分和膳食纤维含量高。由于酶的作用,黄豆在发芽过程中,更多的微量元素(钙、磷、铁、锌等)被释放出来,这又提高了微量元素在人体中的利用率。

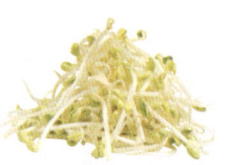

养生功效

◇治疗神经衰弱 ◇消除疲劳 ◇乌黑头发 ◇预防贫血
◇淡化雀斑

实用偏方

①治疣:黄豆芽适量,入锅内,加水适量,煮熟即可食用,吃豆芽喝汤。连续3日作为主食。忌与油和其他粮食同食。

②治小儿百日咳:黄豆芽90克,生车前草30克,陈茶叶1.5克。冷水煎熬三料,加冰糖60克,再煮三沸,使糖溶化。1岁上下每次服6~12毫升,

1日4次；至5岁每次服15毫升；6～10岁每次服18毫升。

🔖 食用指导

① 烹调黄豆芽切不可加碱，要加少量醋以保持维生素B_2不减少。
② 肥胖鲜嫩但有难闻化肥味的黄豆芽可能含有激素，不可食用。
③ 腹泻、脾胃虚寒者不宜食用。
④ 加热豆芽时一定要注意掌握好时间，八成熟即可。没熟透的豆芽往往带点涩味，加了醋既能去除涩味，又能保持豆芽爽脆鲜嫩。

🍲 常用药膳

◀ 黄豆芽猪血汤

【原料】黄豆芽200克，熟猪血300克，姜4片，花生油15克，盐适量。

【做法】① 猪血用清水洗净；黄豆芽洗净，去根，切段。② 炒锅上火，下花生油烧七成热，爆香姜片，下黄豆芽炒香，注入清水，以旺火烧沸约10分钟；放入猪血，烧沸加盐调味即成。

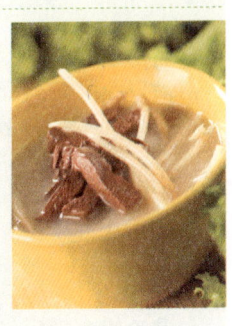

◈功效 补血益气。

绿豆芽

豆芽菜中以绿豆芽最为便宜且营养丰富。绿豆在发芽的过程中维生素C含量会增加很多,部分蛋白质也会分解为各种人体所需的氨基酸,可达绿豆原含量的7倍,所以绿豆芽的营养价值比绿豆更大。

营养成分

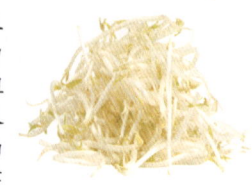

绿豆在发芽过程中,维生素C含量会大大增加,蛋白质中所含的氨基酸可以重新组合,使绿豆中较为缺乏的氨基酸大幅度提高,并使氨基酸的比例更适合人体需要。绿豆芽中所含的维生素C、膳食纤维都非常丰富,具有减肥食品的高水分、低糖、低脂肪的特点。

养生功效

◇防治口腔溃疡　◇预防消化道癌症　◇防止心血管病变　◇清肠胃　◇解热毒　◇洁牙齿　◇祛痰火湿热

实用偏方

①治小儿中暑、感冒:绿豆芽30克,白菜根茎1个。将白菜根茎洗净切片,与绿豆芽加水同煎,去渣饮汁。

②治便血:绿豆芽、白萝卜、椿树根白皮各120克,黄酒50毫升。将前二料榨取鲜汁,加入切碎的椿树根

白皮及水500毫升,水煎至300毫升,冲入50毫升黄酒,晚上临睡时炖温饮服。

食用指导

① 嗜烟酒者适宜常吃。
② 因其性寒,脾胃虚寒之人不宜久食。

常用药膳

◀ 韭菜炒豆芽

【原料】韭菜50克,绿豆芽450克,花椒20粒,精盐、味精少许,植物油40毫升。

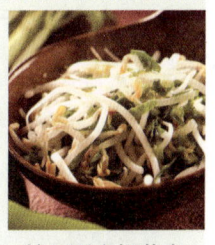

【做法】① 炒锅内倒少许油,将花椒油炸,然后把花椒取出。② 旺火炒豆芽至八成熟,取盘子盛出。③ 锅里另放少许底油烧热,下韭菜略炒后倒入绿豆芽迅速拌和,加盐和味精,炒几下出锅装盘。

• 功效 促进食欲,降低血脂,对治疗心血管病有很好的疗效。

特别提示

① 挑选绿豆芽时,以略显黄色、粗细适中、无异味、长度为6厘米左右的为最好。
② 绿豆芽不宜隔夜食用。
③ 炒绿豆芽时,可适当放些醋,可保持水分和维生素C。

香菜

香菜，又名胡荽，学名芫荽，嫩茎和鲜叶有特殊香味，常用做菜肴的点缀、提味之品，是人们喜食的佳蔬之一。

营养成分

香菜的营养十分丰富，每100克可食部分中含有水分90克、蛋白质1.7克、脂肪0.3克、糖类5.9克、粗纤维0.9克、钙145毫克、磷42毫克、铁4.8毫克、胡萝卜素3.2毫克、维生素B_1 0.12毫克、烟酸0.86毫克、维生素C 35毫克。

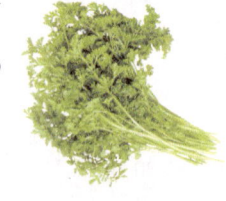

香菜的胡萝卜素含量是西红柿、黄瓜的10倍以上，钙、铁含量也高于其他蔬菜。香菜嫩茎中含有甘露醇、黄酮苷、正癸醛芳樟醇等挥发油。

养生功效

◇驱风解毒　◇解表治感冒　◇利大肠　◇利尿

实用偏方

①治脾胃虚寒型胃痛：香菜1000克，葡萄酒500毫升。将香菜浸入酒中，3日后，去叶，饮酒，痛时服15毫升。

②治痔核：香菜、香菜子、醋各适量。用香菜煮汤熏洗，同时用醋煮香菜子，用布蘸湿后趁温热覆盖

患部。

③治热性荨麻疹：香菜120克，白酒100毫升。将香菜细切；白酒煮1~2沸，入香菜再煎数沸，候温，收瓶备用。每次口含一大口，从项至足微喷之，勿喷头面，使病人左右常有香味。

食用指导

1. 患感冒及食欲不振者、小儿出麻疹者尤其适合。
2. 服用补药或中药白术、丹皮时不宜食用，以免降低药物疗效。

常用药膳

◀ 香菜牛肉

【原料】牛肉350克，香菜100克，尖椒、姜、鸡精、盐、植物油适量，小苏打、白糖、生抽少许。

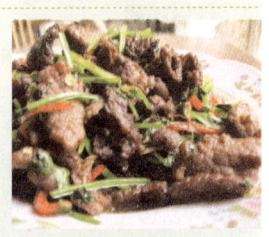

【做法】① 牛肉切薄片，加入小苏打、白糖、盐、生抽、植物油，用手抓捏拌匀，腌制几分钟；香菜切成三段。② 锅中多放植物油烧开，将牛肉下锅滑散，先油炸20~30秒，加入姜、尖椒、盐后，快速翻炒直到牛肉全部变熟。③ 加入香菜，炒到香菜熟，加生抽、鸡精即可。

●功效 强身健体，促进食欲。

蒜薹

蒜薹，又叫蒜毫，有的地方也叫蒜苗，是蒜的花轴。辛辣味比蒜轻，所具蒜香能增加菜肴香味，更易被人们接受。

营养成分

蒜薹含有丰富的蛋白质、膳食纤维、维生素A、胡萝卜素、核黄素、烟酸、维生素C和维生素E，以及钙、磷、钾、镁、铁等矿物质。此外还含有丰富的大蒜素、大蒜辣素，能抑制金黄色葡萄球菌、链球菌、痢疾杆菌、大肠杆菌、霍乱弧菌等细菌的生长繁殖。

养生功效

◇杀菌　◇驱虫　◇预防流感　◇防止伤口感染

实用偏方

治小儿肝炎：猪瘦肉60克切片，用生粉及调料拌匀；蒜薹1根去须，拍裂蒜头，切段；合欢花10克置锅内，加清水适量，煮几沸后入蒜薹，再煮沸后放猪瘦肉，煮熟调味食用。

食用指导

❶不宜烹制得过烂，以免辣素被破坏，杀菌作用降低。
❷肝病患者、消化功能不佳者宜少吃。

蔬菜

竹笋

竹笋,一年四季皆有,唯有春笋、冬笋味道最佳。竹笋低脂肪、低糖、多膳食纤维,无论凉拌、煎炒还是熬汤均鲜嫩清香。

营养成分

竹笋在营养上的可贵之处是富含优质蛋白质,并且人体必需的8种氨基酸在竹笋中一应俱全。竹笋中含有清洁肠道的粗纤维和具有抗癌作用的多糖类物质,被称为抗癌保健蔬菜。每100克冬笋中含蛋白质4.1克、脂肪0.1克、碳水化合物5.7克、钙22毫克、磷56毫克、铁0.1毫克,并含有维生素B_1、维生素B_2、维生素C及胡萝卜素。

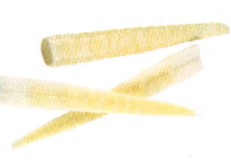

养生功效

◇促进肠道蠕动 ◇消除积食 ◇防止便秘

实用偏方

治高血压:嫩竹笋、芹菜各150克,麦冬10克。将麦冬洗净,蒸熟待用;芹菜洗净切段;嫩竹笋剥壳洗净切片。三料入油锅炒熟,加入少许盐、味精即成。

食用指导

儿童、尿路结石者少食。

香椿

香椿,即香椿树芽,又叫香椿头,被称为"树上蔬菜"。香椿叶厚芽嫩,香味浓郁,营养之丰富远高于其他蔬菜,且具有较高的药用价值,为宴宾之佳肴。

营养成分

香椿所含蛋白质质优量丰,含量为2.8%,其氨基酸含量比例与人体接近,生物学价值高,且谷氨酸、天冬氨酸等呈鲜味成分含量特高,故作为调味用特别适宜;维生素C含量高,为西红柿含量的2倍以上。香椿含有维生素E和性激素物质,有抗衰老和滋阴壮阳作用。

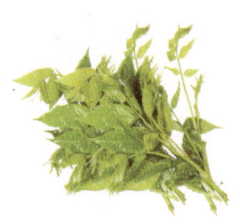

养生功效

◇健脾开胃　◇清热利湿　◇利尿解毒　◇治疗肠炎

实用偏方

治大便干结:嫩香椿250克。将香椿去老梗洗净,下沸水锅焯透,捞出洗净,沥干水切碎,放盘内,拌入盐,淋上香油,调匀即成。

食用指导

❶ 香椿为发物,多食易诱使痼疾复发,故慢性疾病患

者应少食或不食。

② 每餐 30～50 克，以谷雨前为佳，应吃早、吃鲜、吃嫩。

③ 香椿比较适合肠炎、痢疾、泌尿系统感染等患者食用。

常用药膳

◀ 香椿芽粥

【原料】粳米、香椿芽各 100 克，盐 2 克，冷水适量。

【做法】① 将香椿芽择洗干净，放入开水中略烫后捞出。② 粳米洗净，用冷水浸泡半小时。③ 锅中加入约 1000 毫升冷水，将粳米放入，先用旺火烧沸，再改用小火熬至八成熟，加入香椿，再续煮至粥成，下入盐拌匀，再稍焖片刻即可。

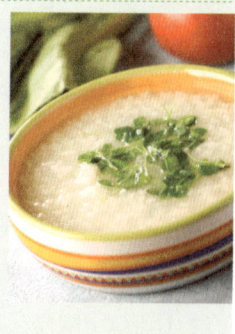

•功效 清热解毒、消炎止痢，适用于肠炎、痢疾、尿路感染，适宜热性体质者日常养生保健食用。

特别提示

① 香椿中亚硝酸盐含量较高，所以吃时要选嫩芽。

② 无论是凉拌、炒菜还是炸香椿鱼，都不妨先焯一下，可以极大地提高食用香椿时的安全性。

豆瓣菜

豆瓣菜,又名水芥菜、水生菜等。它口感脆嫩,营养丰富,适合制作各种菜肴,还可制成清凉饮料或干制品,食用价值很高。

营养成分

豆瓣菜营养丰富,蛋白质含量达 2.9%,这在绿叶菜中是不可多得的;胡萝卜素含量达 9.6%,在蔬菜大家族中首屈一指;维生素 C 含量为 51%,为西红柿的 2.7 倍。

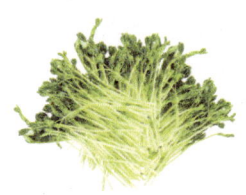

养生功效

◇清心润肺 ◇治疗肺痨 ◇防治痛经

实用偏方

①治口干咽痛、烦躁胸闷:豆瓣菜 500 克,猪排骨 200 克,煮汤食。

②治肺热咳嗽、痰少口干:豆瓣菜 500 克,猪肺 300 克,南杏仁 15 克,煮汤食。

食用指导

❶性寒,且能清热止咳,故孕妇及寒性咳嗽者不宜食用。
❷不宜烹得过烂,以免营养流失。

蔬菜

仙人掌

食用仙人掌适口性较好，若切成细丝，通体碧绿透明，味道清香爽口，具有多种保健功效。

营养成分

每100克仙人掌鲜品含220微克维生素A，比西红柿的含量还高；还含有16毫克维生素C、2.7毫克铁和1.6毫克蛋白质，并能够产生25～30千卡热量。从测定结果可见仙人掌中钙、铁含量很高，比粮食、蔬菜、水果、鱼、肉、蛋都高；铜、锌含量和其他蔬菜、水果、鱼、肉、蛋相近。

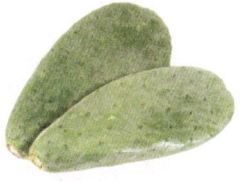

养生功效

◇清热解毒　◇健胃补脾　◇清咽润肺　◇治疗支气管炎

实用偏方

治手癣：新鲜仙人掌适量。捣烂榨汁，取汁涂患处。每日2～3次。

食用指导

❶性质苦寒，脾胃虚弱者少食。
❷每天30～50克，食用过多会导致腹泻。

蕨菜

蕨菜,又叫龙头菜、拳菜等,是野菜的一种。色泽红润、质地软嫩、清香味浓,富含多种营养素,被称为"山菜之王",是不可多得的野菜美味。

营养成分

蕨菜富含氨基酸、多种维生素、微量元素,还含有蕨素、蕨苷、甾醇等特有的营养成分,钾和维生素C的含量极高。每100克蕨菜鲜嫩叶中含蛋白质1.6克、脂肪0.4克、碳水化合物10克、粗纤维13克、维生素C 3毫克、胡萝卜素168毫克、钙24毫克、磷29毫克,并含有膳食纤维和铁、锰、铜、锌等微量元素。

养生功效

◇清热解毒　◇杀菌消炎　◇止泻利尿　◇下气通便

实用偏方

①治肠风热毒:蕨菜450克,豆腐丝50克,蒜末5克。蕨菜浸泡切段,用沸水焯过,投凉水中,控水,放盆中,再将豆腐丝、蒜末放入,加调料拌匀即可。

②治腹泻:先把干蕨菜放在淘米水中浸泡,连同淘米水一起,原封不动地冷却后,用开水洗干净,

再用冷水浸泡,浸泡到茎秆光滑时,捞出挤去水分,切成长6厘米左右的茎条;把切好的蕨菜在香油中炒一下,加入葱、蒜、酱油调味即可。佐餐食用。每日2次。

食用指导

1. 蕨菜性味寒凉,脾胃虚寒者不宜多食。
2. 炒食适合配以鸡蛋、肉类。
3. 食前应在沸水中浸烫后过凉,从而清除黏质和土腥味。

常用药膳

◀ 蕨菜炒肉丝

【原料】鲜蕨菜200克,猪里脊肉150克,葱花、姜末各10克,酱油、料酒、味精各适量。

【做法】❶将蕨菜择洗干净,入沸水锅内焯一下捞出,切段;将猪里脊肉洗净切丝。❷锅烧热,加肉丝煸炒至水干,烹入酱油,加入葱花、姜末煸炒至熟,再加料酒煸炒几下,投入蕨菜至入味,点入味精,推匀即成。

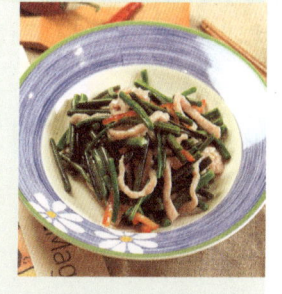

•功效 滋阴补虚、强身健体,适用于食膈、肠风热毒、瘦弱干咳、腰膝酸软等病症。

茼蒿

茼蒿，又叫蒿子秆、蓬蒿，因其花像野菊，又名菊花菜。茼蒿的茎和叶可以同食，有蒿之清气、菊之甘香，一般营养成分无所不备，尤其胡萝卜素的含量超过一般蔬菜。

营养成分

茼蒿富含矿物质、胡萝卜素、蛋白质、膳食纤维、维生素C、胆碱、挥发油等。其中胡萝卜素的含量为黄瓜、茄子含量的15～30倍。茼蒿含有多种氨基酸、脂肪、蛋白质及较高量的钠、钾等矿物质，能调节体内水液代谢，通利小便，清除水肿。

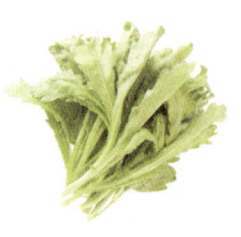

养生功效

◇宽中理气　◇消食开胃　◇养心安神　◇降压补脑
◇防止记忆力减退

实用偏方

①治头痛：鲜茼蒿500克，洗净切碎，绞汁。每次服60毫升，用温开水冲服。每日2次，连服3～5日。

②治小儿遗尿：茼蒿250克，鲇鱼1条。鲇鱼去内脏，同茼蒿加水适量煮汤，可加油、盐调味。

一日内食完。

③治食欲不振：茼蒿250克。先将茼蒿洗净，入滚开水中焯过，取出切段，再以香油、盐、醋拌匀即成。

④治高血压：鲜茼蒿250克，鸡蛋3个。将鲜茼蒿洗净，鸡蛋打破取蛋清；茼蒿加适量水煎煮，快熟时，加入鸡蛋清煮片刻，调入油、盐即可。

食用指导

❶ 与肉、蛋等荤菜共炒可提高其维生素A的利用率。
❷ 茼蒿辛香滑利，腹泻者不宜多食。
❸ 茼蒿中的芳香精油遇热易挥发，烹调时应旺火快炒。

常用药膳

◀ 蒜蓉茼蒿

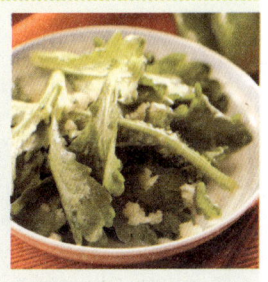

【原料】茼蒿400克，盐5克，味精1克，蒜50克，植物油40克，香油适量。

【做法】❶ 将茼蒿用清水洗净，沥水；蒜剁蓉。❷ 锅中加入植物油烧至五成热，下蒜蓉炒香，放入茼蒿，翻炒几下后加入盐、鸡精拌匀，放入香油即可。

● 功效 养脾胃、降压补脑。

芦荟

芦荟,是集食用、药用、美容、观赏于一身的保健植物,蕴含75种营养素,与人体细胞所需物质几乎完全吻合。

营养成分

芦荟含有芦荟酊、芦荟大黄素等,此外还含有多种维生素如维生素A、维生素B_1、维生素B_2。芦荟酊、芦荟素A、芦荟乌辛等都是有

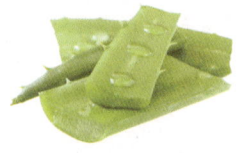

特殊功效的营养素。芦荟叶肉中还含有甘露聚糖,可以保湿、美肤。

养生功效

◇治疗高血压 ◇修复胃黏膜 ◇减肥 ◇防治便秘

实用偏方

①治疲劳、失眠:干燥芦荟叶40克(或鲜芦荟叶1000克)、米酒900毫升。把芦荟叶放入米酒中,封紧盖口,移至阴暗处,等过1个月左右,待药用成分溶入酒中后即可饮用。

②治低血压:芦荟鲜叶1000克,木瓜子数粒,米酒1000毫升,砂糖50克。芦荟鲜叶洗净,切细;将木瓜子切破。将二料放入容器,加入砂糖和米酒,瓶口密封保存1个月,将果实取出,再放2~3周,即

可饮用。

食用指导

① 可食用的芦荟只有数种。食前去绿皮、水煮3~5分钟可去苦味。

② 多食易腹泻；体质虚弱者、少年儿童少食；孕经期妇女、痔疮出血、鼻出血患者忌食。

常用药膳

◀ 芦荟苹果汁

【原料】芦荟20克，苹果1个，凉开水50毫升，冰块4块。

【做法】① 芦荟洗净后切成小块；苹果洗净，去皮去核，切成小块。② 将芦荟块和苹果块倒入榨汁机中，加入凉开水，搅打成汁。③ 杯中放入冰块，将芦荟苹果汁倒入其中即可。

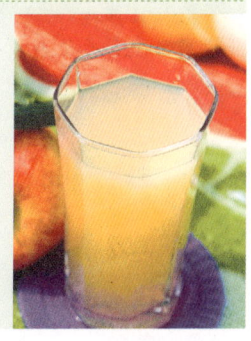

•功效 消炎除螨，去除青春痘。

特别提示

芦荟可内服、外用。内服时可直接生吃鲜叶片，也可把生的新鲜叶片制成薄片腌制或油炒后食用。生食芦荟前先做皮试，确定不会过敏才可食用。芦荟外用可治湿癣等症。

青椒

青椒的别名很多,大椒、甜椒、灯笼椒、柿子椒、菜椒都是它的名字。其特点是果实较大,辣味较淡甚至根本不辣,作蔬菜食用而不是作为调味料。它翠绿鲜艳,新培育出来的品种还有红、黄、紫等多种颜色。

营养成分

青椒肉厚而脆嫩,维生素C含量高。每100克青椒中含水分约93.9克、碳水化合物约3.8克。1个青椒只产生35千卡热量,却能供应各类维生素及矿物质。

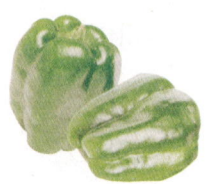

养生功效

◇增强体力 ◇缓解疲劳 ◇增进食欲 ◇帮助消化
◇防止便秘 ◇温中下气 ◇散寒除湿

实用偏方

治食欲不振:青椒2个,洗净,榨汁饮用。

食用指导

❶辣味重的青椒易引发痔疮、疥疮,应少食。
❷溃疡、食道炎、咳喘、咽喉肿痛、痔疮患者忌食。
❸青椒的果蒂上常有大量的农药残留,故洗濯时应去蒂。
❹青椒不宜与黄瓜同食,会影响人体对维生素C的吸收。

菜豆

菜豆,通称芸豆,也叫四季豆、豆角、架豆等,是常见蔬菜之一。

营养成分

菜豆营养丰富,含有蛋白质、脂肪、糖类、碳水化合物、粗纤维、钙、磷、铁、锌、烟酸、还含有维生素A、维生素B_1、维生素B_2、维生素C、氨基酸等。据测定,菜豆含蛋白质2.7%、膳食纤维3.1%。

养生功效

◇增进食欲　◇调和脏腑　◇安养精神　◇消暑化湿

实用偏方

治小儿百日咳:菜豆50克,红枣10颗。将二者洗净,入砂锅并加水适量,水煎煮15分钟左右,去渣取汤,每天饮服3次。

食用指导

1. 烹煮时间宜长不宜短,要保证菜豆熟透,否则会发生中毒。
2. 妇女多白带者、皮肤瘙痒者、急性肠炎患者更适合食用。

豌豆

豌豆，又名雪豆，可炒食，可磨成面粉食用。荷兰豆是豌豆的嫩荚果。豆苗为豌豆萌发出2~4个子叶时的幼苗，宜做汤。三者营养价值相当。

营养成分

豌豆营养丰富，主要含有蛋白质、脂肪、糖类、粗纤维，并含有一定的赤霉素A、植物凝素、胡萝卜素、维生素等成分。豌豆青豆粒含蛋白质约7.4%、膳食纤维约4.5%、碳水化合物约18.2%。豌豆高钾低钠，对保护心血管有益。豌豆中的蛋白质含量高，质量好，包括人体所必需的各种氨基酸。

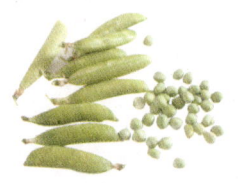

养生功效

◇抗菌消炎　◇增强新陈代谢　◇抗癌防癌　◇防止便秘

实用偏方

①治眩晕：豌豆50克，鲜贝25克，白菊花6克，珍珠粉0.15克，淀粉、植物油、白糖、盐、味精、料酒各适量。将鲜贝洗净后在沸水中浸泡5分钟捞出待用。珍珠粉加水、淀粉少许拌和待用。白菊花洗净撕碎，起油锅炒熟豌豆后，加入菊花和鲜贝，略加翻炒，

酌量加入盐、白糖、味精、料酒，再加入珍珠淀粉勾芡即成。

②治糖尿病：豌豆250克。将豌豆洗净，加水800毫升，煮至豆烂即可。食时不加盐，以淡食为主。

③治脘腹疼痛：豌豆60克，糯米30克，红枣15颗。将豌豆洗净、糯米淘洗干净，红枣洗净，同放入锅中，加水1000毫升煮粥，煮至粥稠米烂即成。趁热食用。

食用指导

豌豆多食令人腹胀，故不宜长期大量食用。

常用药膳

◀ 豌豆鱼头汤

【原料】豌豆、香菇、香菜各50克，鱼头1个，鱼骨头100克，料酒、盐、鸡精、生姜水、葱各适量，冷水适量。

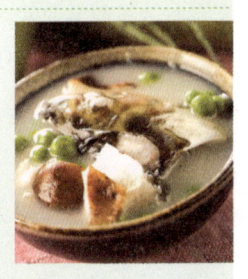

【做法】❶将鱼头、鱼骨洗净备用；香菜、葱洗净切成末。❷锅上火放油，油热后放入葱末、鱼头、鱼骨头翻炒，再加入料酒、冷水、生姜水、盐，待锅开后倒入豌豆、香菇、鸡精，小火煮至豆软，撒香菜末，即可出锅。

•功效 降血压，可保护血管的正常生理功能。

茄子

茄子,是为数不多的紫色蔬菜之一,其紫皮中富含其他蔬菜无法相比的维生素E、维生素P。

营养成分

每100克茄子含水分95克、蛋白质1.2克、脂肪0.4克、碳水化合物2.2克、粗纤维0.6毫克、钙23毫克、磷26毫克、铁0.5毫克、胡萝卜素0.11毫克、维生素B_1 0.05毫克、维生素B_2 0.01毫克、烟酸0.5毫克、维生素C 17毫克,可供热量17千卡。特别是茄子富含维生素P,其含量最多的部位是紫色表皮和果肉的结合处,故茄子以紫色品种为上品。

养生功效

◇软化微细血管　◇清热活血　◇消肿止痛

实用偏方

①治慢性支气管炎:茄子茎根(干)10～20克,绿茶1克。9～10月间茄子茎叶枯萎时,连根拔出,取根及粗茎,晒干,切碎,装瓶备用。用时与绿茶冲泡,10分钟后饮用。

②治急性胃肠炎:茄子叶10片。将其洗净,加水煎20分钟,去渣饮汤,每日3次。

③治便血：茄子500克，黄酒适量。选细长、色深紫、子少的经霜茄子连蒂烧存性，研细末。每晨空腹取9克，用黄酒10毫升送服，连服1周。

食用指导

1. 秋后的老茄子含较多茄碱，对人体有害，不宜多吃。
2. 茄子性凉，故体弱胃寒的人不宜多吃。
3. 手术前食用茄子，麻醉剂可能无法被正常地分解，会拖延病人苏醒的时间，进而影响到病人的康复速度。

常用药膳

◀ 怪味茄子

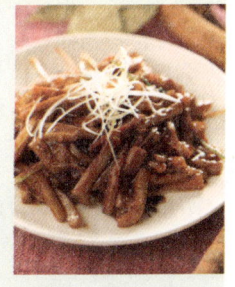

【原料】茄子300克，胡椒粉少许，香菜50克，白糖10克，植物油50克，醋10克，酱油15克，蚝油15克，鸡精3克，葱丝、姜丝、蒜泥、干辣椒各适量。

【做法】❶将茄子洗净切成条。❷锅置火上倒入植物油，油热后将茄子入锅内炸熟捞出。❸锅内留油，放入干辣椒煸出香味，加入葱丝、姜丝、蒜泥、醋、白糖、鸡精、蚝油、酱油搅匀熬至起泡，出锅倒在茄子上，撒上胡椒粉、香菜即可。

·功效· 开胃健脾、降血压、软化血管，防止微血管破裂。

菜花

菜花,花椰菜的通称,由甘蓝演化而来,是含类黄酮最多的蔬菜之一。分白、绿两种,营养作用基本相同,绿色的胡萝卜素含量更高。

营养成分

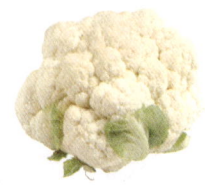

菜花中的营养成分不仅含量高,而且十分全面,主要包括蛋白质、碳水化合物、脂肪、矿物质、维生素C和胡萝卜素等。据分析,每100克新鲜菜花的花球中含蛋白质3.5~4.5克,是西红柿的4倍。此外,菜花中矿物质成分比其他蔬菜更全面,钙、磷、铁、钾、锌、锰等含量都很高。菜花的维生素C含量高于其他普通蔬菜。而且,菜花中的维生素种类非常齐全,尤其是叶酸的含量高。

养生功效

◇防止感冒 ◇预防直肠癌

实用偏方

①治肝肾虚损:菜花1/2个,胡萝卜1根,苹果1个,柠檬1/2个,凉开水50毫升。将上述蔬果放入榨汁机中搅打成汁,加入凉开水搅匀即可饮用。每日1剂。

②治乳腺癌:菜花450克,洗净,切成小块,用开水烫一下,再用凉开水过凉,沥干水分,加入适量

调料即可。

食用指导

1. 食用前将菜花放在盐水里浸泡几分钟，可去除残留农药，诱使菜虫出来。
2. 不宜煮得过烂。吃的时候要多嚼几次，才有利于营养的吸收。

常用药膳

◀ 五香菜花

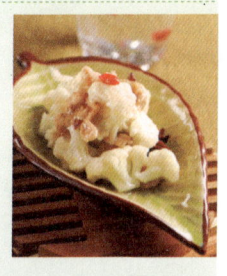

【原料】菜花300克，猪肉100克，枸杞15克，盐5克，鸡精2克，料酒20克，湿淀粉30克，姜3片，茴香、花椒粒、高汤、植物油各适量。

【做法】❶ 将菜花洗净去掉蒂部老皮，掰成块待用；将猪肉洗净切成肉片，加入盐、料酒、湿淀粉上浆待用；枸杞水发待用。❷ 坐锅点火，放入清水，将花椒、茴香、姜片、盐放入水中煮出香味后，下菜花煮至回软，约七成熟时捞出。❸ 另置炒锅，倒入植物油，至四成热时放入切好的肉片，煸炒至变色，放入料酒，将焯好的菜花炒匀，放入高汤、盐、鸡精、枸杞，炒至菜花变熟，勾薄芡起锅即成。

• 功效 预防感冒，加强血管壁的韧性，增强机体免疫力。

西红柿

西红柿，又名洋柿子，学名番茄，含有丰富的胡萝卜素、B族维生素和维生素C，维生素P含量更是居蔬菜之冠。

🌱 营养成分

西红柿含有的营养成分非常多，番茄红素、糖、维生素A、B族维生素、维生素C、维生素D以及有机酸和酶等。其中维生素C的含量为苹果的3~4倍。西红柿还含有一种抗癌、抗衰老

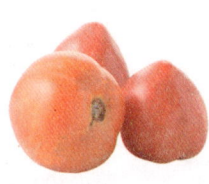

的物质——谷胱甘肽，能使体内某些种类细胞推迟衰老，降低癌症的患病概率。

👍 养生功效

◇清除自由基　◇保护细胞　◇生津止渴　◇健胃消食
◇清热解毒　◇防治动脉硬化

📂 实用偏方

①治高血压：西红柿2个。每日早晨空腹生吃。半个月为1个疗程。

②治胃溃疡：西红柿汁、土豆汁各100毫升。混合后服下，早晚各1次。

③治小儿风热感冒：西红柿数个，去子的西瓜瓤适量。将西红柿用开水泡一下，去皮。将两种原料分

别用干净的纱布包起来,绞挤出汁液(或放入果汁机内榨取汁液)。将等量的两种汁液混合,当饮料喝,适量为度。

食用指导

① 青色未熟的西红柿不宜食用。
② 手术前不能吃西红柿。
③ 西红柿烧煮时不宜久煮,烧煮时稍加些醋能破坏其中的有害物质——番茄碱。
④ 急性肠炎、菌痢及溃疡活动期病人忌食。

常用药膳

◀ 西红柿山药粥

【原料】西红柿100克,山药20克,山楂10克,大米100克。

【做法】① 把山药润透,洗净,切片;西红柿洗净,切牙状;山楂洗净,去核,切片;大米淘洗干净。② 把大米、山药、山楂同放锅内,加水800毫升。③ 把锅置武火上烧沸,再用文火煮30分钟,加入西红柿,再煮10分钟即成。

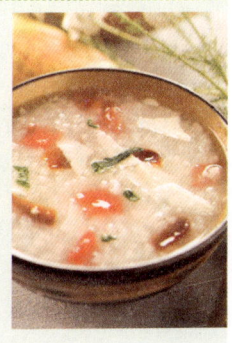

• 功效 对高血压有一定的辅助疗效。

黄花菜

黄花菜,原名萱草,又叫金针菜,是人们喜爱的传统蔬菜之一。因其花瓣肥厚,色泽金黄,香味浓郁,食之清香、鲜嫩,营养价值高,被视为"席上珍品"。

营养成分

黄花菜含有丰富的优质蛋白质,可提供人体必需的8种氨基酸,其中以精氨酸、赖氨酸最为丰富。

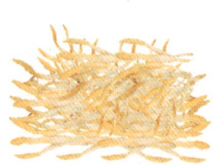

养生功效

◇降低血清胆固醇 ◇预防中老年疾病 ◇延缓机体衰老 ◇止血消炎 ◇利尿 ◇安神 ◇健胃

实用偏方

①治腰扭伤:黄花菜鲜根10克,赤豆30克,黄酒适量。前二料水煎,去渣留汁,冲入黄酒,适量温服。

②治痔疮:黄花菜、红糖各120克。先将黄花菜用水400毫升煎成200毫升的量,加入红糖调拌,趁温饮下。

食用指导

❶鲜黄花菜中含有秋水仙碱,会引起中毒,忌食。
❷有皮肤瘙痒症者忌食。

蔬菜

黄瓜

黄瓜,西汉时从西域引进,初名"胡瓜"。黄瓜含水量为96%~98%,脆嫩清香,味道鲜美,营养丰富。

营养成分

现代医学认为,黄瓜富含蛋白质、糖类、维生素B_2、维生素C、维生素E、钙、磷、铁等营养成分,同时还含有丙醇二酸、葫芦素、柔软的细纤维等成分,是难得的排毒养颜食品。

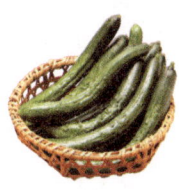

养生功效

◇对抗皮肤老化 ◇防止唇炎 ◇抗癌 ◇清热 ◇解渴

实用偏方

①治中暑:黄瓜1500克,蜂蜜100克。黄瓜洗净去瓤切条,放砂锅内加水少许,煮沸后去掉多余的水,趁热加蜂蜜调匀,煮沸,随意食用。

②治产后血晕:黄瓜、鱼鳔各适量,黄酒10毫升。前二料炙酥,研细末,以黄酒冲服。

食用指导

❶黄瓜有降血糖的作用,是糖尿病患者首选食品之一。
❷脾胃虚弱、腹痛腹泻、肺寒咳嗽者少食黄瓜;患肝病、心血管病、肠胃病以及高血压的人不宜吃腌黄瓜。

冬瓜

冬瓜，又名枕瓜，产于夏季，因瓜熟之际表面有一层白粉状物质，有如冬日白霜，遂亦名"白瓜"。

营养成分

每100克冬瓜肉中含蛋白质0.4克、碳水化合物2.4克、钙19毫克、磷12毫克、铁0.3毫克及多种维生素；特别是维生素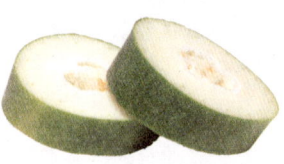C的含量较高，每100克含有16毫克，为西红柿的1.2倍。冬瓜几乎不含脂肪（0.2%），碳水化合物含量少（1.9%），故热值低，属于清淡性食物。

养生功效

◇解渴消暑　◇清热利尿

实用偏方

①治糖尿病：冬瓜皮、西瓜皮各15克，天花粉10克。三料同入砂锅，加水适量，用文火煎煮。去渣取汁，饮服，每日2～3次。

②治肝硬化：冬瓜皮15～30克，姜片20克。将冬瓜皮、姜片洗净，加适量水煎。当汤饮用。

③治支气管炎：冬瓜子15克，红糖适量。冬瓜子加红糖捣烂研细，开水冲服，每日2次。

④治暑湿型感冒：冬瓜500克（去皮、子），鲜藿香、鲜佩兰各5克。先将藿香、佩兰煎煮，取药汁约1000毫升，再加入冬瓜及盐适量，一起煮汤食用。

食用指导

1. 冬瓜连皮一起煮汤，解热利尿效果更明显。
2. 肾病、糖尿病、高血压、冠心病患者尤其适宜食用。
3. 久病、阴虚火旺者忌食；服滋补药品时忌食。

常用药膳

◀ 淡菜冬瓜汤

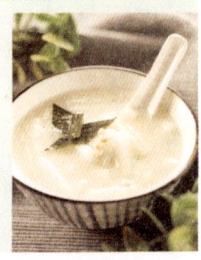

【原料】冬瓜250克，淡菜30克，盐、味精各适量。
【做法】❶ 淡菜洗净，冬瓜洗净、切块。❷ 二者同入锅，加水适量煮汤。待汤沸后加入少许盐、味精即可。
•功效 降脂、降压、利水，适用于冠心病。

特别提示

1. 挑选时用指甲掐一下，比较硬，肉质致密，种子成熟变成黄褐色的冬瓜口感好。面色有点黄的，一般比较老。
2. 有些刚买回来的冬瓜外面有一层白色的粉，不要去掉，那是一层保护粉。

苦瓜

苦瓜，亦名癞瓜、凉瓜，具有特殊苦味，但从不把苦味传给一起烧煮的其他菜，故有雅称"君子菜"。

营养成分

苦瓜中蛋白质、脂肪、碳水化合物的含量在瓜类蔬菜中是较高的，特别是维生素 C 的含量，每 100 克高达 84 毫克，约为冬瓜的 5 倍、黄瓜的 14 倍、南瓜的 21 倍，居瓜类之冠。苦瓜中还含有粗纤维、胡萝卜素、苦瓜苷、磷、铁和多种矿物质、氨基酸等营养物质。

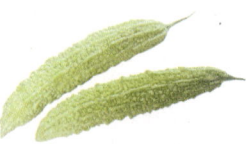

养生功效

◇增进食欲　◇降低血糖　◇调节脂肪平衡　◇提高人体免疫功能　◇预防癌症　◇消暑解热

实用偏方

①治腮腺炎：鲜苦瓜 1 条，茶叶适量。苦瓜截断去瓤，纳入茶叶，再接合，阴干。每次用 6 克，沸水冲泡，当茶饮。

②治汗斑：苦瓜 2 条，密陀僧 10 克。将密陀僧研细末，去尽苦瓜的心、子。取密陀僧末灌入苦瓜内，放火上烧熟，切片，擦患处。每日 1～2 次。

③治小儿腹泻：鲜苦瓜根30克。将其切为粗末，水煎取汁，代茶饮。亦可加冰糖调饮。

食用指导

1. 经期不宜吃。
2. 空腹不宜吃。
3. 肠胃不好、脾虚者禁食。

常用药膳

◀ 羊腩苦瓜粥

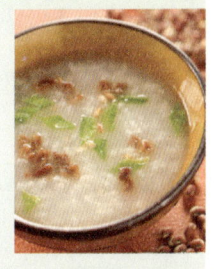

【原料】粳米200克，羊腩150克，苦瓜100克，燕麦20克，姜1片，盐1.5克，味精1克，料酒3克，胡椒粉1克，冷水2000毫升。

【做法】❶羊腩整理干净，切块，焯水烫透，除去血污。❷苦瓜洗净，去瓤，切片，焯水烫透，捞出备用。❸粳米投洗干净，浸泡半小时；燕麦投洗干净，浸泡2小时。❹捞出粳米和燕麦，沥干水分，放入锅中，加入约2000毫升冷水，用旺火烧沸，下入羊腩块、姜片、盐、味精、料酒、胡椒粉，搅拌均匀，转小火熬煮45分钟左右，再下入苦瓜片，煮10分钟离火，即可盛起食用。

●功效 本方能够健脾补虚、滋阴益肾、补血止血，可用于治疗孕产妇贫血、体弱多病。

南瓜

南瓜,也叫倭瓜、饭瓜,既当菜又代粮,可以充饥,且具一定食疗价值。

营养成分

南瓜含有较丰富的维生素A、B族维生素、维生素C。南瓜中维生素A的含量几乎为瓜蔬之首。南瓜还含有丰富的磷、钾、钙、镁、锌、硅等微量元素,以及人体必需的8种氨基酸和儿童必需的组氨酸、可溶性纤维、叶黄素。南瓜中还含有金属元素钴,食用后有补血作用。

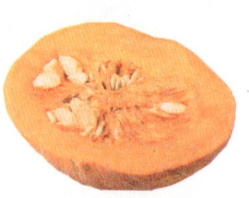

养生功效

◇防治高血压 ◇防中毒 ◇防治糖尿病 ◇防癌 ◇保护胃粘膜、帮助消化

实用偏方

①治糖尿病:南瓜250克。煮汤服食,每日早晚餐各用1次,连服1个月。病情稳定后,可间歇食用。

②治慢性支气管炎:南瓜蓬茎适量。秋季南瓜败蓬(即不再生南瓜时),离根2尺剪断,把南瓜蓬茎插入干净的玻璃瓶中,任茎中汁液流入瓶内,从傍晚

到第二天早晨可收取自然汁1大瓶。隔水蒸过，每次服30～50毫升，1日2次。

③治胎动不安：南瓜蒂3～5个。用水煎汁，每日2次分服。

食用指导

1. 最好不与羊肉同食。
2. 糖尿病患者可把南瓜制成南瓜粉，以便长期少量食用。
3. 患有脚气、黄疸者忌食。
4. 南瓜瓜子可以做零食，适合糖尿病人食用。

常用药膳

◀ 南瓜百合粥

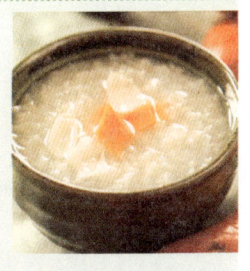

【原料】粳米100克，南瓜150克，百合75克，盐1克，味精1克，冷水适量。

【做法】❶粳米淘洗干净，用冷水浸泡半小时，捞出，沥干水分。❷南瓜去皮、子，洗净切块。❸百合去皮，洗净切瓣，焯水烫透，捞出，沥干水分。❹锅中加入适量冷水，将粳米放入，用旺火烧沸，再下入南瓜块，转小火煮约半小时，下入百合及盐、味精，煮至粥稠，即可盛起食用。

•功效 清肝明目，防治夜盲症。

牛蒡

牛蒡是一种以肥大肉质根供食用的蔬菜,又名大力子。

营养成分

牛蒡的肉质根含有丰富的营养价值。每 100 克鲜菜中含水分约 87 克,蛋白质 4.1～4.7 克,碳水化合物 3.0～3.5 克,脂肪 0.1 克,纤维素 1.3～1.5 克。胡萝卜素高达 390 毫克,比胡萝卜高 280 倍。维生素 C1.9 毫克。在矿物质元素中含钙 240 毫克,磷 106 毫克,铁 7.6 毫克,并含有其他多种营养素。

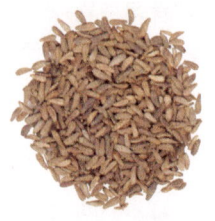

养生功效

◇排毒 ◇通便 ◇降脂

实用偏方

①治胃痛:牛蒡根 100 克。将其洗净捣烂绞汁,温饮半杯,每日服 2～3 次。治胃痉挛疼痛。(经验方)

②治荨麻疹:牛蒡根(或子)500 克,蝉蜕 30 克,黄酒 1500 毫升。将牛蒡根切片(若为子则打碎),同蝉蜕一起置干燥器中,以黄酒浸泡,经 3～5 日后开封,去渣备用。每日饭后饮 1～2 杯。主治风热引起的荨麻疹。(经验方)

③治牙痛：牛蒡根250克。将其同水煎煮，然后滤渣，煎汁代茶饮。适用于风热牙痛。（经验方）

④治咽喉痛：牛蒡60克，桔梗、甘草各30克。上述三味水煎去渣，频频含咽。（经验方）

⑤治急性中耳炎：牛蒡根100克。将其捣汁，用汁滴耳，每日数次。（经验方）

⑥治小儿麻疹：牛蒡根40克，粳米30~50克。先将牛蒡根入水中煎煮取汁，再将粳米入此汁中熬粥，粥成后不拘时温食，或待粥凉后再食均可。适用于小儿麻疹初热期。（《食医心鉴》）

食用指导

孕妇和婴儿忌食，女性月经期间忌食。

常用药膳

◀ 素炒牛蒡丝

【原料】牛蒡300克，熟白芝麻20克，植物油50毫升，酱油20毫升，糖5克，料酒15毫升。

【做法】牛蒡切丝。炒锅下植物油烧热，放入牛蒡丝略炒，加入酱油、糖、料酒炒熟后盛出，撒上白芝麻即可。

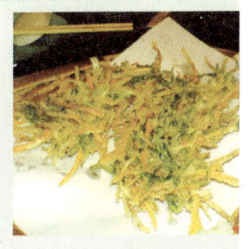

● 功效 润肠通便。

丝瓜

丝瓜,又称吊瓜、水瓜、天萝等,明代从南洋引入,成为人们常吃的蔬菜,其药用价值很高,全身都可入药。

营养成分

丝瓜中含有蛋白质、糖类、维生素、钙、磷、钾、铁及皂苷、木聚糖等物质及多种氨基酸,在瓜类产品中算营养价值较高的一种,而且口感极好。

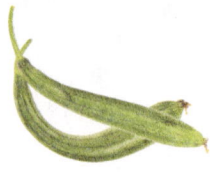

养生功效

◇除皮肤斑块　◇清暑凉血　◇解毒通便　◇祛风化痰

实用偏方

①治痰喘咳嗽:丝瓜、红枣、黄酒各适量。丝瓜烧灰存性,与枣肉和丸如弹子大,每日1丸,温酒化服。

②治咽喉炎:嫩丝瓜洗净捣烂挤汁,加入适量冰糖。每次5克,每日3次。

③治缺乳:丝瓜60克,猪蹄1个,炖熟后当菜吃。每日2次。

食用指导

❶ 不宜生吃。

❷ 月经不调、身体疲乏者宜多食。

菌类

菌类蛋白质的含量大大高于粮食作物,并含有丰富的维生素,而且其所含的油酸、亚油酸等有预防高血压、动脉粥样硬化和脑血栓等心脑血管系统疾病的作用。

猴头菇

猴头菇,也叫猴头、猴头菌,与熊掌、海参、鱼翅同列"四大名菜"。菌肉鲜嫩,香醇可口,有"素中荤"之称。

营养成分

猴头菇是一种高蛋白、低脂肪、富含矿物质和维生素的优良保健食品,营养价值很高。它还含有人体所必需的多种氨基酸,经常食用对身体健康大有益处。每100克干猴头菇中含有蛋白质26.9克、脂肪2.59克、糖类9.1克、膳食纤维54.5克、维生素B_6 2.6毫克、维生素C 51.9毫克、维生素E 13毫克。

养生功效

◇降低胆固醇含量　◇提高机体免疫力

实用偏方

治消化不良:猴头菇60克,黄酒30毫升。将猴头菇洗净,浸软,切片,水煎成汤,以黄酒作引食用。

食用指导

老少皆宜,心血管疾病、消化系统疾病及咳喘患者亦可食用。

菌类

草菇

草菇，也叫包脚菇、兰花菇，肉质脆嫩，味道鲜美，香味浓郁，有"放一片，香一锅"的美誉。

营养成分

草菇的蛋白质含量比一般蔬菜高好几倍，是国际公认的"十分好的蛋白质来源"，并有"素中之荤"的美名。草菇含有8种人体必需的氨基酸，生物学价值高，有助于降低胆固醇，提高机体免疫力。

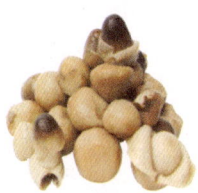

养生功效

◇降低胆固醇　◇提高抗癌能力　◇提高机体免疫力

实用偏方

治慢性肾炎：鲜草菇120克，猪瘦肉、嫩丝瓜各100克，清汤、熟植物油、姜、盐、淀粉各适量。将草菇入沸水锅氽一下，切丝；猪瘦肉切丝，用淀粉拌匀；嫩丝瓜切细丝；姜切细丝。汤锅武火加热，倒入清汤烧沸，加草菇丝、丝瓜丝、姜丝、盐烧沸，放入猪瘦肉丝，再沸后淋入熟植物油即可。

食用指导

脾胃虚寒者不宜多食。

香菇

香菇,又名香蕈、冬菇,"山珍"之一,有"植物皇后"的美誉。它味道鲜美,营养丰富,有高蛋白、低脂肪、多糖、多种氨基酸和多种维生素的营养特点。

营养成分

香菇富含谷氨酸及一般食品中罕见的伞菌氨酸、口蘑酸及鹅氨酸等,故味道特别鲜美。香菇是食用菌中的一个珍贵品种。每100克干品中含蛋白质20克、脂肪1.2克、碳水化合物30.1克、膳食纤维31.6克、维生素B_1 0.19毫克、维生素B_2 1.26毫克、烟酸20.5毫克、钙83毫克、磷258毫克、铁1.05毫克。

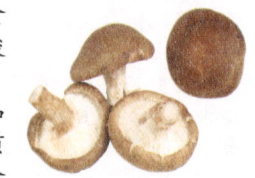

养生功效

◇预防感冒 ◇消除腹部脂肪 ◇防癌抗癌 ◇益智安神

实用偏方

①治慢性胃炎:将水发香菇切成丝,猪瘦肉切成末,与洗净的大米入锅加水煮粥,趁热食用。

②治胃癌:鲜香菇90克,用植物油适量、盐少许炒过,加水煮成汤食用。

③治慢性肝炎:鲜香菇、猪瘦肉各100克。将鲜

香菇撕片，猪瘦肉切成薄片，二者共煮，加盐调味即可。

④治便秘：鲜香菇500克，鲜桃仁200克，鸡汤250毫升。先将鲜桃仁上锅蒸熟备用；取鸡汤加盐、料酒、白糖适量，下锅煮沸，再加入熟桃仁和鲜香菇共煮熟，用淀粉勾芡即可。

食用指导

① 特别大的鲜香菇多用激素催肥，慎食。
② 发好的香菇需冷藏才不会损失营养。

常用药膳

◀ 香菇白菜羹

【原料】香菇6个，大白菜150克，魔芋球10粒。盐1.5克，湿淀粉25克，味精1克，姜末3克，色拉油5克，冷水适量。

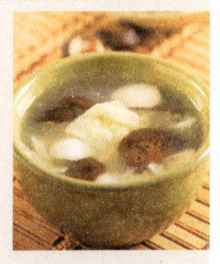

【做法】❶ 香菇用温水泡发回软，去蒂，洗净，抹刀切片备用；魔芋球洗净，对半切开；大白菜洗净，撕成小块。❷ 炒锅上火下色拉油烧热，倒入香菇片和魔芋球略炸片刻，捞起沥干油分；大白菜块倒入热油锅内炒软。❸ 白菜锅中加入适量冷水，加盐和姜末煮沸，放入香菇片、魔芋球，烧沸约2分钟，加味精调味，以湿淀粉勾稀芡，即可盛起食用。

•功效 养胃健脾，壮腰补肾，活血止血，用于防治贫血。

平菇

平菇,又称侧耳、耳菇,质地肥厚,嫩滑可口,有类似牡蛎的香味,无论素炒还是制成荤菜,都十分鲜嫩诱人。

营养成分

每100克干平菇中含有蛋白质25.3克、脂肪4克、糖类30.7克、膳食纤维30.7克、维生素B_6 41.3毫克、维生素C 53.3毫克。平菇中所含氨基酸的种类也十分丰富,经测定,它含有17种氨基酸,包括人体所必需的8种氨基酸。

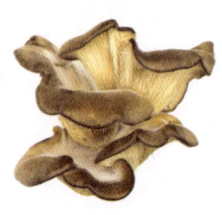

养生功效

◇改善人体新陈代谢　◇增强体质　◇降低血胆固醇

实用偏方

①治胃溃疡、十二指肠溃疡:鲜平菇500克,猪肉500克,料酒、盐、葱段、姜片、植物油等适量。猪肉洗净,焯水,切块;平菇撕成小片。炒锅热油加葱、姜煸香,放入肉块煸炒,烹入料酒煸炒至水干,加入热水、盐,用武火烧沸,改为文火炖至肉烂,放入平菇炖至入味即成。

②治便秘:鲜平菇350克,香油25毫升,酱油25毫升。将香油、酱油倒入小碗内搅匀;锅上火,倒

入开水，待水沸后，将洗净的平菇入锅，略焯捞出，切丝后装盘，浇上混合油即成。

食用指导

消化系统疾病、心血管疾病患者及癌症患者尤其适宜。

常用药膳

◀ 平菇莲子鸭羹

【原料】鸭肉250克，平菇50克，鲜莲子100克，丝瓜30克，火腿20克，料酒6克，味精2克，盐3克，大油10克，葱段12克，姜片6克，胡椒粉2克，淀粉15克，蛋清25克，鸡汤500克，冷水适量。

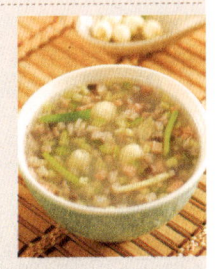

【做法】❶将鸭肉洗净，切成粒，放入碗内加入蛋清、淀粉拌匀，下沸水锅略氽一下捞起（不宜过熟），放入炖锅内，加入鸡汤、盐、料酒、姜片、葱段，上笼蒸半小时后取出，撇去浮沫备用。❷鲜莲子去壳，下沸水锅中焯一下，去莲衣，捅去莲心；丝瓜刮去外衣，洗净切成粒；平菇去杂质，洗净切成粒；火腿切成粒。❸炒锅放大油烧热，烹入料酒，加入鸡汤、鸭肉、火腿、莲子、平菇、盐、味精、胡椒粉烧沸，再入丝瓜烧至入味，即可出锅装碗。

•功效 本方可治肾虚腰痛、遗精盗汗、精子量少、耳鸣耳聋等症。

金针菇

金针菇,又名金菇、毛柄金钱菌,菌盖小巧,呈黄褐色或淡黄色,因其菌柄细长,似金针菜,故称金针菇,它不仅味道鲜美,而且营养丰富,具有很高的药用食疗作用。

营养成分

每100克鲜金针菇中含维生素C10.93毫克、粗蛋白质31.23克、粗脂肪58.7克、粗纤维3.34克,还含有胡萝卜素以及铁、钙、钠、镁、磷、钾等多种矿物质。尤其引人注目的是它含有火菇菌素和18种氨基酸。

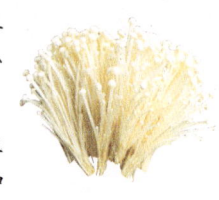

养生功效

◇促进新陈代谢 ◇加速营养吸收 ◇治疗肝脏病 ◇降低胆固醇 ◇抵抗疲劳 ◇抗菌消炎

实用偏方

①治肝炎:金针菇100克,猪肝300克,薯粉、盐、香油适量。猪肝切片,用薯粉拌匀,与金针菇一同倒入锅中煮,入少许盐、香油,猪肝熟即可。

②治气血不足:金针菇100克,土仔鸡250克。将仔鸡内脏去除,洗净入砂锅中加水炖至九成熟,再入金针菇,菇熟即可。

③治胃弱：金针菇150克，猪瘦肉250克，盐适量。金针菇洗净，猪瘦肉切片。烧开水，先入肉片煮沸，后入金针菇，加盐调味，菇熟即可。

食用指导

1. 金针菇性寒，脾胃虚寒、慢性腹泻的人应少吃；关节炎、红斑狼疮患者也要慎食，以免加重病情。
2. 金针菇宜熟食，不宜生吃。
3. 特别适宜气血不足、营养不足的老人或儿童食用。

常用药膳

◀ 椒葱拌金针菇

【原料】金针菇300克，红椒20克，葱丝10克，盐5克，香油少许，醋10克，味精少许。

【做法】❶金针菇洗净；红椒洗净，切成丝状。❷将金针菇放入沸水中烫至断生，捞出，凉凉沥干，盛盘。❸盘中加入红椒丝、葱丝、盐、香油、醋、味精，拌匀即可。

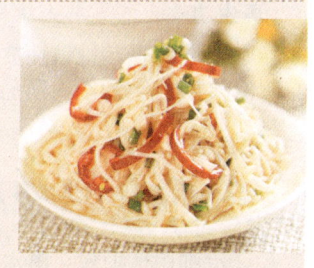

•功效 金针菇具有增强机体的生物活性，促进体内新陈代谢的功效，有利于食物中各种营养素的吸收和利用。本品具有温脾助胃的作用。

黑木耳

黑木耳,色泽黑褐,质地柔软,味道鲜美,营养丰富,可与动物性食物相媲美,被誉为"素中之荤"。

营养成分

黑木耳的营养价值较高,每100克黑木耳中含蛋白质10.6克、脂肪0.2克、碳水化合物65.5克、粗纤维7克,还含有维生素B_1、维生素B_2、烟酸等多种维生素及胡萝卜素和无机盐。

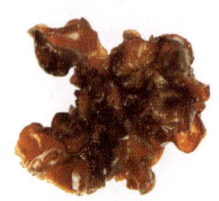

养生功效

◇养血驻颜 ◇防治缺铁性贫血 ◇预防血栓症发生
◇防治动脉粥样硬化 ◇防癌抗癌

实用偏方

①治子宫出血:黑木耳、红糖各60克。黑木耳加水煮烂,放入红糖,每日分2次服食。

②治细菌性痢疾:黑木耳15克,红糖60克。黑木耳切成适当大小,与红糖一起搅拌后,放入250毫升水蒸煮,蒸熟后即可食用。

③治内痔:黑木耳、黑芝麻各60克。将二料焙干研细末,各分2份。一份炒熟,一份生用,然后生熟混合。每日1~2次,每次取生熟混合之药15克,以沸水冲

泡，闷15分钟，代茶频饮。

食用指导

1. 鲜黑木耳含有毒素，不可食用。
2. 黑木耳有活血抗凝作用，患出血性疾病的人、孕妇应不食或少食。
3. 黑木耳比较适合心血管疾病、缺铁性贫血患者及矿工、纺织工食用。
4. 黑木耳最好使用盐水冲洗。

常用药膳

◀ 丝瓜木耳汤

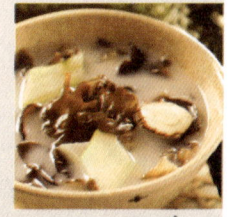

【原料】丝瓜250克，黑木耳（水发）30克，白芷15克，料酒10克，姜5克，葱10克，盐3克，味精2克，胡椒粉2克，香油20克，冷水1800毫升。

【做法】❶丝瓜去皮，切3厘米见方的片；黑木耳洗净；将白芷润透，切片；姜切片，葱切段。❷将丝瓜、黑木耳、白芷、姜、葱、料酒同放炖锅内，加水1800毫升，武火烧沸，再用文火炖煮30分钟，加入盐、味精、胡椒粉、香油即成。

•功效 本方适用于阴虚火旺、肌肤不润、面色无华、眼角鱼尾纹多等症。

银耳

银耳为银耳科植物银耳的子实体,又名白木耳、白耳子。

营养成分

银耳含有脂肪、蛋白质、硫、磷、镁、钙、钾、钠等,并含有多种维生素、氨基酸、葡萄糖、葡萄糖醛酸等。银耳的酸性异多糖,能滋阴润肺、养胃补肾,提高人体的免疫力,对老年慢性支气管炎、肺源性心脏病有显著疗效。

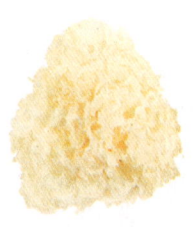

养生功效

◇滋补生津　◇润肺养胃

实用偏方

①治糖尿病:水发银耳50克,菠菜(留根)30克,味精、盐少许。将菠菜洗净,银耳泡发煮烂,放入菠菜、盐、味精煮成汤。滋阴润燥、生津止渴,适用于脾胃阴虚为主的糖尿病。(经验方)

②治眩晕:银耳15克,枸杞子、干贝各10克。银耳、干贝洗净发好,三物放于锅中,加入鲜汤及调料,炖煮成羹,即可食用。本方养阴护肝,主治肝肾不足所致眩晕。(经验方)

③治咽喉炎:银耳20克,冰糖少许。将银耳用水

泡开后烧煮,加冰糖饮汁,每日早、晚各1次。可治慢性咽喉炎,也可辅助治疗老年慢性支气管炎等疾病。(经验方)

④治痔疮:干银耳15克,红糖10克,红枣15克,粳米50克。将银耳用水泡发;洗净的粳米和红枣加水同下锅煮粥,将熟时,加入银耳、红糖,煮烂熟即成。此粥每日食用1剂,可治疗痔疮。(经验方)

食用指导

银耳性润而腻,能清肺热,故外感风寒者忌用。

常用药膳

◀ 黄豆银耳鲫鱼汤 ▶

【原料】银耳19克,黄豆75克,白果3克,鲫鱼1条,姜2片,盐适量。

【做法】❶黄豆洗干净;白果去壳、衣心,清洗干净;银耳用水浸20分钟,冲洗干净,然后剪碎。❷鲫鱼去鳞、内脏,清洗干净,用油把鲫鱼略煎,盛起。❸烧沸适量水,下黄豆、白果、银耳、鲫鱼和姜片,水沸后改文火煲约90分钟,下盐调味即成。

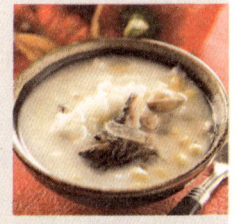

•功效 可提高人体对肿瘤的抵抗力。

竹荪

竹荪,亦称竹笙、竹菌、竹参、网纱菇等,名列"四珍"(竹荪、猴头菇、香菇、银耳)之首,以身形俊美闻名,是一种高蛋白、低脂肪的保健食品。

营养成分

竹荪干品中蛋白质含量占竹荪干重的13%～17%,还富含多种维生素和微量元素。竹荪是一种高蛋白、低脂肪的保健食品,所含16种氨基酸中,谷氨酸高达1.76%,比任何一种食用菌都高。竹荪含有异多糖的多糖体,有半乳糖、葡萄糖、甘露糖和木糖,有一定的抗癌防癌作用。

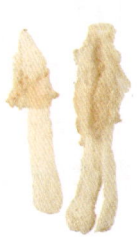

养生功效

◇抑制肿瘤　◇保护肝脏　◇降血压　◇降血脂　◇减肥

实用偏方

①止咳:竹荪和糯米在一起煮水饮服。
②治痢疾:竹荪煮水饮服。
③治风湿:竹荪浸入酒中,长期服用。

食用指导

❶干竹荪宜用淡盐水泡发,并剪去菌盖头以去怪味。
❷竹荪性凉,脾胃虚寒之人不宜多食。

水产

水产品不仅是美味佳肴,而且其所含的各种营养成分,如牛磺酸、甲壳素等,对脑血管、心脏、癌、缺钙、缺碘等疾病的防治尤其有效。

鲤鱼

鲤鱼,也叫鲤拐子、鲤子,因鱼鳞上有"十"字纹理而得名。体态肥壮,肉质细嫩。

营养成分

鲤鱼的营养价值较高,据测定,每100克鲤鱼肉中含蛋白质20克、脂肪1.3克、碳水化合物1.8克,并含有多种维生素及蛋白酶、谷氨酸、甘氨酸、组氨酸、钙、磷、铁等。此外,鲤鱼还含有挥发性含氮物质、挥发性还原性物质、组胺以及组织蛋白酶A、组织蛋白酶B、组织蛋白酶C等成分。

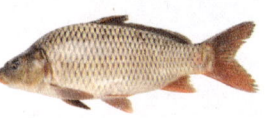

养生功效

◇治疗水肿　◇治疗妇胎动不安　◇乳汁不通

实用偏方

①治水肿:鲤鱼1条,米酒1500毫升。共煮至酒干后食用,勿加任何调料。

②治缺乳:鲤鱼头(瓦上烧灰)5个,黄酒500毫升。将鲤鱼头细研为散,用黄酒煎数沸,去渣备用。早、中、晚各温饮15~20毫升。

③治子宫出血:鲤鱼鳞甲200克,黄酒适量。鳞甲加水适量,用文火煎熬成胶冻状。每次取60克,用

黄酒冲化，温服，每日2次。

④治头晕气喘：鲤鱼1条，花生仁100克，黄酒适量。花生仁和鱼炖烂，加入黄酒后食用。

食用指导

① 鲤鱼鱼腹两侧各有一条和细线一样的白筋，去掉可以除腥味。

② 忌与绿豆、芋头、牛羊油、猪肝、狗肉同食。

常用药膳

◀ 青笋烧鲤鱼

【原料】鲤鱼1条，葱段5克，粗姜粒5克，蒜米1克，青笋段75克，清汤500克，胡椒粉0.5克，香油5克，湿陈皮1片，味精、盐各5克，料酒10克，湿淀粉10克，花生油适量。

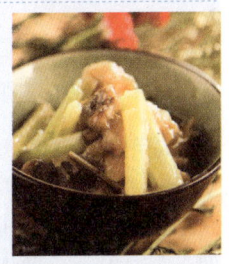

【做法】① 将鲤鱼收拾干净，去鱼头，切段；陈皮切米粒大小。

② 锅置火上倒少许花生油，烧至六成热时下鲤鱼，将鱼身略煎一下，取起。③ 锅中留底油烧热，放入姜、葱爆香，随即放青笋段、清汤、蒜米、胡椒粉、陈皮、盐和鲤鱼一起下锅炖熟后盛鱼入碟，将原汁撒味精，加入湿淀粉勾芡，香油、明油淋在鱼上即成。

● 功效 通阳、温脾、利水。

草鱼

草鱼，又称鲩鱼，与青鱼、鳙鱼、鲢鱼并称中国四大淡水鱼。肉质细嫩，骨刺少，适合切花刀制作菊花鱼等造型菜。

营养成分

草鱼富含蛋白质、脂肪，每100克含蛋白质15.5~26.6克、脂肪1.4~8.9克，还含有无机盐、钙、磷、铁、维生素B_1、维生素B_2、烟酸等以及丰富的不饱和脂肪酸。

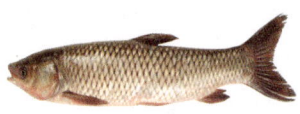

养生功效

◇抗衰老 ◇防治肿瘤 ◇开胃 ◇滋补 ◇治瘘

实用偏方

①治热病伤津、咽干、暑热烦渴：草鱼肉200克，西红柿250克，豆腐适量，葱花少许。先将草鱼肉洗净，沥干水后剁烂，调味加入葱花搅匀，做成鱼丸。把豆腐放入锅内，加适量清水，用武火煮沸后，放入西红柿，再煮沸后，放入鱼丸煮熟，调味佐膳。

②治高血压、肝阳上亢、头痛眼花：草鱼头250克，冬瓜500克，植物油、盐适量。先用油煎鱼头至金黄色，放入冬瓜，加清水适量，用文火炖4小时，加盐调味食用佐膳。每日2次。

③治感冒怕冷：草鱼肉片150克，米酒100毫升，姜片25克，盐少许。以水100毫升煮开后加入前三料，以盐调味，趁热吃，盖被取汗。每日2次。

食用指导

① 鱼胆有毒不能吃。
② 特别适合冠心病、高血压、水肿、肺结核、风湿头痛、体虚者食用。
③ 女子在月经期不宜食用。

常用药膳

◀ 木瓜草鱼尾汤

【原料】草鱼尾100克，木瓜1个，植物油、姜片各适量。

【做法】① 木瓜削皮切块。② 草鱼尾入油锅煎片刻。③ 加木瓜及姜片，放适量水，共煮1小时左右。

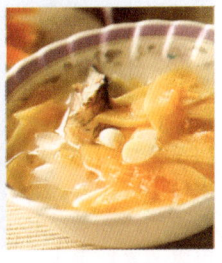

• 功效 消食健胃、滋补身体。

特别提示

① 将草鱼放在水中，游在水底层，且鳃盖起伏均匀呼吸的是鲜活草鱼。
② 烹饪草鱼时，不放味精，味道也很鲜美，炒制的时间不能过长，用低温炒至肉变白色即可。

胖头鱼

> 胖头鱼，又叫大头鱼，学名鳙鱼，中国著名四大家鱼之一。此鱼鱼头大而肥，肉质雪白细嫩，是鱼头火锅的首选。

营养成分

胖头鱼属于高蛋白、低脂肪、低胆固醇的鱼类，每100克胖头鱼中含蛋白质15.3克、脂肪0.9克。另外，胖头鱼还含有维生素B_2、维生素C、钙、磷、铁等营养物质。

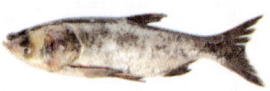

养生功效

◇暖胃　◇治眩晕　◇益智商　◇助记忆　◇延缓衰老

实用偏方

治鼻窦炎、牙龈肿痛：胖头鱼头500克，川芎5克，白芷3克，葱、姜、胡椒粉、盐各适量。川芎、白芷水煎10分钟，去渣取汁；鱼头去鳃，洗净，连同葱、姜、胡椒粉放入砂锅内，加水适量，先用武火烧沸，再以文火炖半小时，和入药汁，加盐调味，稍煮。分早、晚2次吃鱼肉喝汤。

食用指导

❶ 鱼胆有毒勿食。
❷ 瘙痒性皮肤病以及有内热、荨麻疹、癣病者应忌食。

水产

鲇鱼

鲇鱼，也叫胡子鲢、黏鱼、塘虱鱼、生仔鱼等。它周身无鳞，体表多黏液，头扁口阔，上下颌有四根胡须。鲇鱼营养丰富，肉质细嫩，刺少，易消化。

营养成分

相比其他鱼类，鲇鱼含有的蛋白质和脂肪较多，对体弱虚损、营养不良之人有较好的食疗作用。

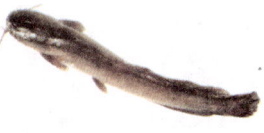

养生功效

◇滋阴养血　◇补中气　◇开胃　◇利尿

实用偏方

治产后乳汁不下：鲇鱼1条，鸡蛋2个，葱花、姜末、盐、香油、味精各适量。鲇鱼洗净，入锅，加水，煮至鱼熟时，卧入鸡蛋，再加入葱花、姜末、盐、香油、味精即可喝汤吃鱼和鸡蛋。

食用指导

❶药食以炖煮最宜。
❷宰杀后入沸水中烫一下，再用清水洗净，可去表面黏液。
❸忌与牛羊油和牛肝、鹿肉和中药荆芥同食。

鲫鱼

鲫鱼,俗称鲫瓜子,肉味鲜美,肉质细嫩。它营养素全面,含糖分多、脂肪少,食之鲜而不腻,略感甜味。

营养成分

鲫鱼是富含蛋白质的淡水鱼,自古以来有"鲫鱼脑壳四两参"的说法,鲫鱼的蛋白质含量为17.1%,脂肪仅为2.7%。鲫鱼的糖分、谷氨酸、天冬氨酸含量都很高。鲫鱼中锌的含量也很高,人体缺锌会引起食欲减退、性功能障碍等,由于锌的重要作用,有人把锌誉为"生命的火花"。

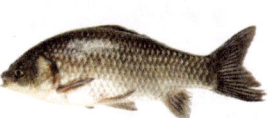

养生功效

◇增强抗病能力 ◇健脾利湿 ◇和中开胃 ◇活血通络
◇滋阴养血 ◇温中下气

实用偏方

①治糖尿病:鲫鱼胆3个,干姜末50克。把姜末放入碗中,刺破鱼胆,将胆汁与姜末调匀,做成如梧桐子大小的药丸。每次服5~6丸,每日1次,米汤送下。

②治支气管炎:鲫鱼1条,甜杏仁、薏米、茯苓各10克,红糖适量。鲫鱼去鳞鳃、内脏洗净,同后三料共入锅加水适量煮熟,调入红糖,吃鱼喝汤。

③治慢性胃炎：鲫鱼1～2条，糯米50～100克。将鲫鱼去肠杂，洗净，与糯米同入锅，加水煮粥，粥熟后去掉鱼刺，加入调料即可食用。

食用指导

1. 鲫鱼与豆腐搭配炖汤食用营养最佳，忌与荠菜、猪肝同食。
2. 鲫鱼子中胆固醇含量较高，故中老年人、高血脂、高胆固醇者忌食。

常用药膳

◀ 蛋液鲫鱼羹

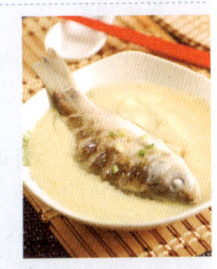

【原料】鲫鱼1条（约300克），鸡蛋4只，盐2克，料酒3克，味精1.5克，酱油10克，香油4克，葱末3克，姜末2克，清汤200克，冷水适量。

【做法】❶将鲫鱼去鳞、鳃、内脏，清洗干净，用开水烫一下，捞出，用净布拭干水分。❷将鸡蛋打入大碗内，用筷子搅匀，加入盐、料酒、味精和清汤，再搅匀。❸鲫鱼放入蛋液中间，上屉蒸15分钟，待蛋羹定型时，取出。❹用酱油、香油、葱末、姜末和剩余清汤调成汁，淋入蛋羹碗内即可。

【功效】清热解毒，利尿散结，养肝明目。

鳜鱼

鳜鱼,又叫花鲫鱼,肉质细嫩丰满,肥厚鲜美,内部无胆少刺。

营养成分

鳜鱼营养丰富,高蛋白(含量为19.3%)、低脂肪(含量为0.8%),并含有人体所必需的8种氨基酸。另外,鳜鱼还含有胡萝卜素、维生素B_1、维生素B_2、烟酸、铁、钙、磷等。

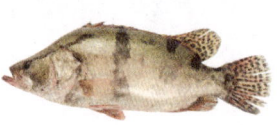

养生功效

◇补气益脾 ◇辅助治疗肺结核 ◇减肥

实用偏方

治骨鲠:腊月取鳜鱼胆,悬檐下风干。取皂子样大小的鳜鱼胆用酒一合煎化。温啜,若得逆便吐骨即随出,若未吐再饮,以吐为度。

食用指导

① 一般人都可以食用,老幼、妇女、脾胃虚弱者尤为适合。
② 哮喘、咯血的病人不宜食用。
③ 吃鱼后若口有味,可嚼几片茶叶去味。

🍲 常用药膳

◀ 醋烧鳜鱼羹

【原料】鳜鱼200克，海参100克，熟火腿50克，冬笋30克，鸡蛋1只，香菜末、葱末各3克，醋4克，料酒10克，盐5克，鸡精1.5克，白胡椒粉1克，淀粉20克，色拉油12克，冷、热水适量。

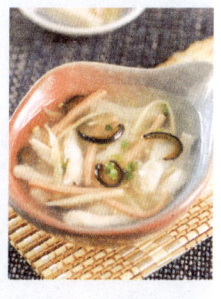

【做法】❶鸡蛋打入碗中，捞出蛋黄，将蛋清搅散备用。❷鳜鱼去骨去刺，取肉切成条，放入器皿中加入盐、淀粉和蛋清上浆入味，将鱼头、鱼骨放入蒸锅中煮熟，鱼汤留用。❸将冬笋、海参、熟火腿切成丝，分别倒入开水中焯一下，捞出，沥干水分；香菜洗净，切末。❹坐锅点火，放入色拉油，油至五成热时放入鱼条，捞出沥干油装入盘中，再将鱼汤放入锅中，开锅后加入海参丝、冬笋丝、火腿丝、鱼条，下入料酒、鸡精、白胡椒粉、盐、葱末、香菜末等调味，用水溶淀粉勾芡成羹，出锅后滴入醋即可。

●功效 本方具有健脾养胃的作用，可促进食欲、提高记忆力。

📖 特别提示

将鱼去鳞剖腹洗净后，放入盆中，倒入一些黄酒，就能除去鱼的腥味，并能使烹好的鱼滋味鲜美。

鲈鱼

鲈鱼,亦名花鲈、鲈板、四肋鱼等,与长江鲥鱼、黄河鲤鱼、太湖银鱼并称为"四大名鱼"。

营养成分

鲈鱼含蛋白质、脂肪、碳水化合物等营养成分,还含有维生素B_2、烟酸和微量的维生素B_1、磷、铁等物质。

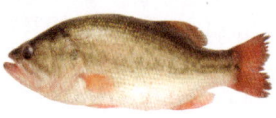

养生功效

◇补肝肾 ◇健脾胃 ◇化痰止咳 ◇治胎动不安

实用偏方

①治消化不良:鲈鱼1条,去内脏及鳞,加葱、姜,久煎极熟,吃肉喝汤。每日1次。

②治小儿疳积、消瘦:鲜鲈鱼肉50克,牡蛎20克,陈皮10克,同煮汤食用。

③治脾虚泄泻、慢性胃痛:鲈鱼肉50克,白术15克,陈皮10克,同煮汤食用。

④治手术后伤口难愈合、妊娠水肿、胎动不安:鲈鱼1条,去鳞、鳃及肠杂,北芪40克,盐、水各适量,同蒸熟食用。

⑤治小儿百日咳:鲈鱼鳃不洗晒干,水煎服;或焙黄研末开水冲服。每次用鳃1个,每日2次。

食用指导

1. 肉质白嫩，清香，无腥味，最宜清蒸、红烧或炖汤。
2. 不可与牛羊油、奶酪和中药荆芥同食。
3. 秋末冬初是食鲈鱼的最好时令，以松江鲈鱼最为有名。

常用药膳

◀ 清汤鲈鱼羹

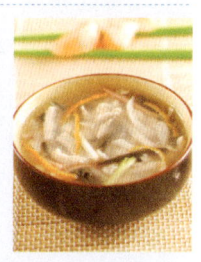

【原料】鲈鱼肉150克，莼菜200克，熟鸡丝25克，熟火腿丝10克，陈皮丝2克，料酒15克，味精2.5克，猪油250克（约耗50克），葱段4克，葱丝5克，胡椒粉1克，姜汁水5克，盐4克，湿淀粉25克，熟鸡油10克，鸡蛋清1个，清汤200克，冷水适量。

【做法】❶ 鲈鱼肉洗净，切成丝，加入蛋清和少量盐、料酒、味精、湿淀粉，拌匀上浆。❷ 莼菜放入沸水锅中焯一下，沥干水分，盛入碗中待用。❸ 炒锅置中火上烧热，下入猪油，至四成热时，把浆好的鲈鱼丝倒入锅内，用筷子轻轻划散，呈玉白色时倒入漏勺。❹ 原锅留油25克，放入葱段略煸，加入清汤、冷水和剩余料酒、盐，沸起后取出葱段，放入剩味精及姜汁水，用湿淀粉勾稀芡。❺ 放入鱼丝和莼菜，转动炒锅，加入火腿丝、鸡丝、葱丝推匀，淋上鸡油，起锅盛入汤碗，撒上陈皮丝、胡椒粉即可。

●功效 开胃健脾，补脑健体。

黄鱼

黄鱼,又名黄花鱼,有大、小黄鱼之分。大黄鱼也称大鲜、大黄花、桂花黄鱼,小黄鱼也称小鲜、小黄花、小黄瓜鱼。二者和带鱼一起被称为中国三大海产。夏季端午节前后是大黄鱼的主要汛期,清明至谷雨则是小黄鱼的主要汛期,此时的黄鱼身体肥美,鳞色金黄,发育达到顶点,最具食用价值。

营养成分

每100克黄鱼肉中含蛋白质17.2克以及多种矿物质与维生素。

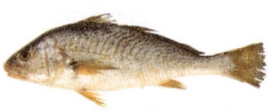

养生功效

◇延缓衰老　◇防治各种癌症　◇健脾开胃　◇安神止痢
◇益气填精　◇增加耐力　◇消除疲劳

实用偏方

①治实证耳聋:鱼脑石10块,冰片1克。将二者共研为细粉,过筛,贮瓶密封。用时取药粉少许,放在细竹管一端,或放在细纸卷的一头,将有药的一端对准耳孔,轻轻吹进耳内。

②治小便淋漓不通:鱼脑石焙干研成细末,以温水送服,每日2次,每次1~2克。健脾补肾、利水排石,适用于肾结石引起的神疲体倦、腰背酸痛、排尿不畅等。

③治再生障碍性贫血：黄鱼肉150克，糯米100克，盐、葱姜末、火腿末、大油、味精、胡椒粉各少许。先将黄鱼肉切成丁，再把洗净的糯米放入开水锅里煮粥，待米粒煮至开花时加入黄鱼肉丁、盐、葱姜末、火腿末、大油同煮粥，吃时调入味精、胡椒粉拌匀即可。

食用指导

1. 不可用牛、羊油煎炸。
2. 不能与中药荆芥同食。
3. 由于黄鱼是发物，哮喘病人和过敏体质的人应慎食。

常用药膳

◀ 黄鱼豆腐羹

【原料】黄鱼肉200克，豆腐250克，熟火腿末、豌豆各少许，高汤300克，干淀粉、湿淀粉、蛋清、盐、色拉油、葱末、香油、胡椒粉、味精、冷水各适量。

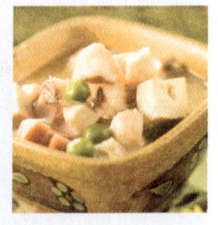

【做法】① 豆腐切小块，焯水；黄鱼蒸熟，切丁，倒在盛有蛋清的碗内，加入盐和干淀粉上浆。② 鱼丁入热油锅炒至呈白色时倒入漏勺，沥油。③ 黄鱼丁、豆腐丁、豌豆入锅，加高汤，放盐、胡椒粉、料酒等，烧滚，湿淀粉勾稀芡，淋上香油，撒上味精、火腿末即可。

•功效 适用于肝肾虚损、视物不清、皮肤无弹性等症。

带鱼

带鱼,也叫刀鱼、裙带鱼、白带鱼,因身体扁长似带而得名,以舟山所产为最佳。带鱼肉肥刺少,味道鲜美,营养丰富,鲜食、腌制、冷冻均可。

营养成分

带鱼营养丰富,每100克鱼肉中含脂肪16.88克、蛋白质14克、磷1.11克,还含有脂肪、钙、铁、维生素A、碘等多种营养成分。带鱼中含有的脂肪多为不饱和脂肪酸,这种脂肪酸的碳链较长,具有降低胆固醇的作用。

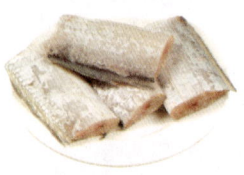

养生功效

◇降低胆固醇 ◇预防高血压、心肌梗死 ◇补益五脏
◇养肝补血 ◇泽肤养发

实用偏方

①治肝炎:鲜活带鱼1条(约250克),去内脏、鳃后切段,加适量水蒸熟。取上层油与女贞子20克混合,隔水再蒸20分钟取汁饮服。

②治产后缺乳:鲜带鱼肉250克,未成熟木瓜250~500克(削皮挖瓤,切块)。同煮汤,用盐调味食用。

食用指导

1. 带鱼腥气较重，宜红烧、糖醋。
2. 忌用牛油、羊油煎炸。
3. 一般人都可食用。
4. 患有疥疮、湿疹等皮肤病或皮肤过敏者慎食。

常用药膳

◀ 带鱼黄芪汤

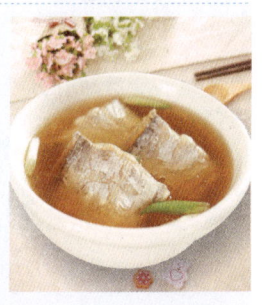

【原料】带鱼500克，黄芪30克，炒枳壳10克，料酒、盐、葱段、姜片各适量，料酒、盐、葱段、姜片各适量。

【做法】❶将黄芪、枳壳洗净，装入纱布袋中，扎紧口，制成药包。❷将带鱼去头，斩成段，洗净。❸锅上火放入花生油，将鱼段下入锅内稍煎，锅中再放入清水适量，放入药包、料酒、盐、葱段、姜片，煮至鱼肉熟，捡去药包、葱、姜即成。

•功效 滋补强身。

特别提示

孕妇吃带鱼有利于胎儿脑组织发育；少儿多吃带鱼有益于提高智力；老人多吃带鱼则可以延缓大脑萎缩、预防老年痴呆。

鳝鱼

鳝鱼，也叫黄鳝、长鱼、海蛇等，味鲜肉美，刺少肉厚。

营养成分

每100克鳝鱼肉含蛋白质18.8克、脂肪0.9克、钙38毫克、磷150毫克、铁1.6毫克、硫胺素0.02毫克、核黄素0.95毫克、烟酸3.1毫克等。鳝鱼中还含有多种人体必需氨基酸和对人体有益的不饱和脂肪酸。另外，在常见的淡水鱼类中，鳝鱼的钙、铁含量居第一位。

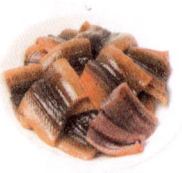

养生功效

◇降低血糖 ◇增进视力 ◇调治口眼歪斜

实用偏方

①治腹部水肿：鳝鱼肉150克，蒜1头，黄酒240毫升。三料共煮服食。

②治子宫脱垂：鳝鱼2条，姜3片，盐少许。鳝鱼去内脏切成段，加姜、盐、适量水煮汤，熟后吃肉喝汤。每日1次，连服3~4周。

食用指导

宜现杀现烹，死鳝不宜食用。

常用药膳

◀ 红辣椒爆炒鳝片

【原料】鳝鱼300克,红辣椒150克,姜丝、蒜末、花椒、盐、白糖、料酒、胡椒粉、酱油、植物油、高汤各适量。

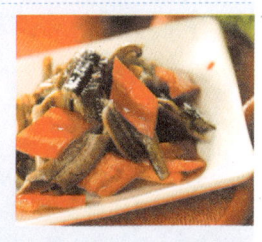

【做法】❶鳝鱼开膛,去掉内脏,清洗干净。用刀侧把鳝鱼拍平,再切成1厘米长的小段,用盐、料酒腌制。❷炒锅加入植物油烧至五成热时把鳝鱼滑油,捞出。❸锅留少许底油,烧热后将姜丝、花椒、蒜末置入锅中,煸出香味后,投入红辣椒并炒至五成熟,再加入的鳝鱼段、盐、白糖、胡椒粉、酱油和高汤,爆炒2分钟即可。

◀ 党参炖鳝鱼

【原料】鳝鱼肉400克,党参30克,料酒15毫升,姜10克,葱15克,盐4克,味精3克,胡椒粉3克,鸡油25毫升。

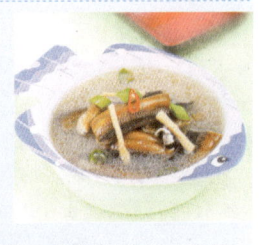

【做法】❶鳝鱼洗净,切段;党参润透,切段;姜拍松,葱切段。❷将鳝鱼、党参、姜、葱、料酒同放炖锅内,加水置武火上烧沸,再用文火炖30分钟,调入盐、味精、鸡油、胡椒粉即成。

蟹

蟹,乃食中珍味,素有"一盘蟹,顶桌菜"的民谚。它不但味道奇美,且营养丰富,是一种高蛋白补品。

营养成分

螃蟹含有丰富的蛋白质、维生素A、维生素B_1、维生素B_2、维生素C、烟酸、钙、磷、铁等。据测定,每100克蟹肉含有蛋白质14克、脂肪2.6~5.9克、钙130~140毫克、磷150~190毫克、胡萝卜素2~6毫克。

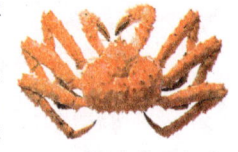

养生功效

◇清热解毒 ◇补骨填髓 ◇养筋活血 ◇利肢节 ◇滋肝阴 ◇治疗风湿性关节炎

实用偏方

①治痛经:河蟹2只(约250克),红藤30克,米酒适量。前二料洗净后用瓷罐文火炖熟,加米酒适量,再炖片刻,趁热吃河蟹喝汤。

②治痈疽疔疮:螃蟹数只,白酒适量。螃蟹洗净捣烂,加白酒浸1小时,然后加热内服。

③治骨折:全蟹(焙干)、黄酒各适量。将蟹研末,用黄酒送服,每次9~12克。

④治产后恶露不下：活蟹200克，黄酒100毫升。共放锅内蒸熟。喝汁吃蟹，1次吃完，每日1剂。

食用指导

1. 死蟹、醉蟹、腌蟹、存放过久的熟蟹都不宜食用。
2. 蟹鳃、沙包、内脏含有大量细菌和毒素，吃时需去掉。
3. 吃蟹时和吃蟹后1小时内忌饮茶水。
4. 蟹肉性寒滑利，伤风、发热、胃痛、腹泻、消化道溃疡、胆囊炎、胆结石症患者不宜食用。
5. 脾胃虚寒者少食；冠心病、高血压、动脉硬化、高脂血症患者应少吃或不吃蟹黄。
6. 蟹肉有活血祛瘀之功，对孕妇不利，蟹爪有明显的堕胎作用。
7. 食用时应蘸姜末、醋汁以祛寒杀菌。

常用药膳

◀ 花雕蒸蟹

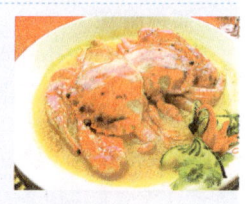

【原料】螃蟹1只，花雕酒1大匙，清水3碗，蛋白4个，盐适量。

【做法】① 将蛋白、酒与盐一起打匀，倒入平底盘上，将处理好的螃蟹置于盘内，再放入锅中。② 锅内放水，盖锅盖，先以中火蒸5分钟，再转大火蒸5分钟即可。

·功效 强筋健骨，滋阴养肝。

蛤

蛤,也叫蛤蜊,有花蛤、文蛤、西施舌等诸多品种。和许多贝类一样,蛤肉有高蛋白、高微量元素、高铁、高钙、少脂肪的特点。

营养成分

在每100克蛤肉中含蛋白质10克、脂肪1.2克、碳水化合物2.5克,以及碘、钙、磷、铁等多种矿物质和维生素,而蛤壳中则含碳酸钙、磷酸钙、硅酸镁、碘、溴盐等。现代医学研究发现,在文蛤中有一种叫蛤素的物质,有抑制肿瘤生长的抗癌效应。

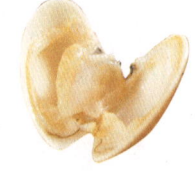

养生功效

◇降低血清胆固醇　◇滋阴明目　◇软坚　◇化痰

实用偏方

治非化脓性中耳炎:文蛤粉(炒)5克,冰片0.5克,枯矾1克。三料共研细粉,吹入耳内。每日2次。

食用指导

① 未熟透的贝类勿食,以免传染上肝炎等疾病。
② 泥肠不宜食用。
③ 蛤为发物,有宿疾者应慎食;性寒,脾胃虚寒者不宜多吃。

常用药膳

◀ 蛤蜊汤

【原料】带壳蛤蜊250克（蛤蜊肉125克即可），胡萝卜50克，土豆30克，川芎10克，洋葱20克，盐少许，冷水适量。

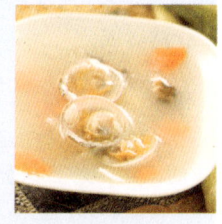

【做法】❶将川芎切成薄片备用；洋葱对切两刀，分成四大瓣。❷将胡萝卜、土豆削去外皮的1/2（保留1/2的皮，取皮的营养），切成丁块备用。❸将带壳蛤蜊洗净，做吐沙处理，备用。❹汤锅注水煮沸后，放进川芎、胡萝卜块、土豆块、洋葱瓣，煮30分钟。待蔬菜均熟软后，加进蛤蜊，煮至壳开，在汤里撒适量盐即可。

●功效 滋阴明目，化痰。

◀ 甘草蛤蜊汤

【原料】蛤蜊500克，当归、茯苓、甘草各3克，盐适量，姜3片。

【做法】❶蛤蜊以少许盐水泡至完全吐沙。❷锅内放入适量水，将当归、茯苓、甘草洗净后放入锅内，煮至开后改小火煮约25分钟。❸再放入蛤蜊，煮至蛤蜊张开，加入姜片及盐调味即可。

螺

螺，肉丰腴细腻，味道鲜美，素有"盘中明珠"的美称。

营养成分

螺肉富含蛋白质、维生素和人体必需的氨基酸和微量元素，是典型的高蛋白、低脂肪、高钙质的天然动物性保健食品。

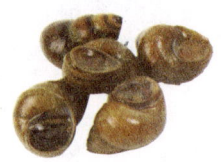

养生功效

◇防治脚气　◇减肥　◇治疗狐臭

实用偏方

①治糖尿病：田螺 10 ~ 20 个，黄酒 50 毫升。田螺放清水中 3 ~ 5 天，使其漂吐去沙泥，取出田螺肉，加黄酒拌和，用清水炖熟。吃肉、喝汤，每日 1 次。

②治水肿：田螺 4 个，蒜 5 头，车前子 6 克。田螺去壳，与后二料共捣如膏，做成圆饼备用。用时将药饼置填脐孔内，外盖纱布，每日换药 1 次。若敷药后脐孔发痒，即去除药物，待脐孔不痒时再敷，直至水肿消尽为止。

③治痔疮、脱肛、子宫脱垂：田螺 700 克，植物油 15 克，葡萄酒（或黄酒）40 克，盐、酱油、胡椒粉、葱、姜各适量。将洗净的田螺用剪刀把尖部剪去一点。炒锅上火，倒油烧热，下田螺翻炒，炒至田螺口上的

盖子脱落时,加入酒、葱、姜同炒几下,下盐、酱油,再加适量水焖10分钟,撒胡椒粉翻匀即成。每日1~2次,数日即愈。

食用指导

1. 食用螺类应烧煮10分钟以上,以防止病菌和寄生虫感染。
2. 海螺脑神经分泌的物质会引起食物中毒,食用前需去掉头部。

常用药膳

◀ 菜心螺片猪瘦肉汤

【原料】菜心300克,速冻螺片225克,猪瘦肉225克,胡萝卜188克,姜4片,葱2段,盐适量,冷水适量。

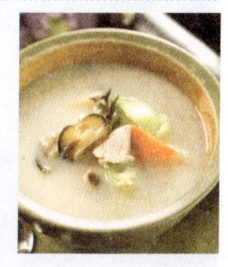

【做法】❶洗干净菜心;螺片解冻后,清洗干净,加入已下葱和2片姜的滚水内煮5分钟,取出洗干净;洗净猪瘦肉,氽烫后再冲洗干净;胡萝卜去皮,洗净后切块。❷煲滚适量水,放入菜心、螺片、猪瘦肉、胡萝卜和姜片,水滚后改文火煲约90分钟,下盐调味即成。

•功效 养心安神,润肠通便,驻颜美容。适用于心悸、心烦、失眠、肠燥便秘、面色无华等症。

鱿鱼

鱿鱼,亦名柔鱼、枪乌贼,营养功用与墨鱼、章鱼基本相同,富含蛋白质、钙、磷、铁,另含丰富的硒、碘、锰、铜等微量元素。

营养成分

鱿鱼肉的蛋白质含量很高,达16%~20%,脂肪含量极低,只有不到1%。此外,鱿鱼肉中还含有碘、锰、铜及维生素B_1等。

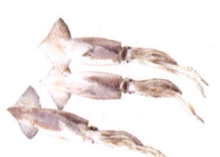

养生功效

◇治疗贫血　◇缓解疲劳　◇改善肝脏功能　◇抗病毒

实用偏方

治高血压:鱿鱼500克,红花10克,黑木耳10克,姜5克,葱20克,料酒15毫升,盐6克,味精30克,植物油50毫升。将红花择洗干净;黑木耳发好,洗净;鱿鱼用温水发透,洗净,切块,并在块上切花纹。将炒锅放大火上烧热,加入植物油,烧至六成热时,下入姜、葱、鱿鱼块、料酒、黑木耳翻炒,再加入盐、味精,炒熟后投入红花,再翻炒几下即成。佐餐常食。

食用指导

① 鲜鱿鱼中有一种多肽成分,须煮熟后食用,否则易

导致肠胃失调。

❷鱿鱼性寒,脾胃虚寒者少吃;高脂血症、高胆固醇血症、动脉硬化及肝病患者慎食;此为发物,湿疹、荨麻疹患者忌食。

常用药膳

◀ 鲜红椒鱿鱼羹

【原料】鲜红椒15克,干鱿鱼200克,鸡脯肉100克,盐2克,味精1.5克,胡椒粉1克,料酒6克,食碱3克,鸡油15克,高汤750克。

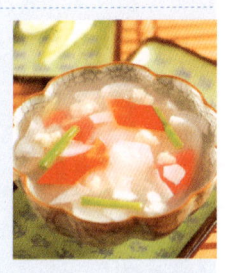

【做法】❶鲜红椒洗净,控干水分,切段;鸡脯肉砸成泥。❷干鱿鱼放入温水中泡1小时,去头尾,切成极薄的片,放入盆内,用热水洗净,然后用食碱拌匀,放入开水,焖泡至水温不烫手时,水倒出一半,再倒入滚开水盖上焖泡,如此重复3～4次,使鱿鱼颜色发白,透明,质软,泡入冷水内。❸炒锅上火,加入高汤烧沸,鸡泥用汤冲入锅内,待鸡泥凝固,用小眼漏勺捞出鸡泥。倒入鱿鱼片浸3分钟后滗去汤,再重复操作一次,将鱿鱼片盛入汤碗中。❹汤内加入料酒、盐、胡椒粉、味精,撇去浮沫,倒入鲜红椒段,淋上鸡油,盛入汤碗内即可。

●功效 补脾开胃,利水祛湿,可用于治疗腰膝酸软、气血不足、骨质疏松等症。

海蜇

海蜇,也称水母、白皮子,形如蘑菇,"蘑菇头"部分人称"海蜇皮";"蘑菇柄"部分则称"海蜇头"。

营养成分

海蜇含有蛋白质、脂肪、糖类、钙、磷、铁、维生素B_1和维生素B_2、烟酸、碘、胆碱等多种营养成分。据测定,每100克海蜇含蛋白质12.3克、碳水化合物4克、钙0.182克,并含有多种维生素。

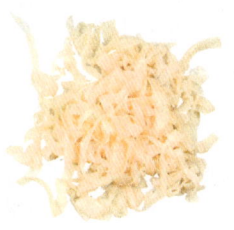

养生功效

◇软坚散结　◇行瘀化积　◇清热化痰　◇防治肿瘤

实用偏方

治高血压:海蜇皮30克,荸荠500克。海蜇皮切片,与荸荠一起入锅,加适量水煮,饮其汁液。

食用指导

❶凉拌海蜇适当加醋可避免其"走味"。
❷与白糖同腌会使保质期缩短。
❸新鲜海蜇含有毒素,需经盐加明矾盐渍3次后方能食用。

紫菜

紫菜,属红藻类植物,生长在浅海岩礁上,颜色分红紫、绿紫和黑紫3种,干燥后均呈紫色,因可入菜而得名紫菜。

营养成分

紫菜营养丰富,所含的蛋白质与大豆差不多,是大米的6倍;维生素A含量约为牛奶的67倍;核黄素比香菇多9倍;维生素C为卷心菜的70倍。另外,所含的脂肪比海带多8倍,蛋白质比鲜蘑多9倍,所含磷质也居藻类之首。紫菜中含有大量的抗癌物质——硒,每100克紫菜中含量高达8.43微克。

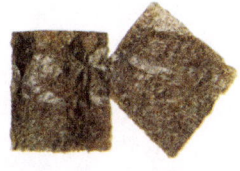

养生功效

◇治疗甲状腺肿大　◇软坚散结　◇增强记忆力

实用偏方

治肺脓肿:紫菜3克,蜂蜜适量。紫菜研末,用蜂蜜冲开水送服,每日2次。

食用指导

水肿、脚气、肺病初期、甲状腺肿大、心血管病和各类肿块、增生的患者尤宜食用。

海带

海带,亦名昆布,享有"长寿菜""海上之蔬""含碘冠军"的美誉。

营养成分

从营养学的观点来看,海带真是特别罕有的神奇食品。它几乎不含脂肪与热量,但它却含有丰富的矿物质(无机物),如碘、钙、钠、镁、钾、磷、硫、铁、锌等,以及硫胺素、核黄素、硒等人体不可缺少的营养成分。

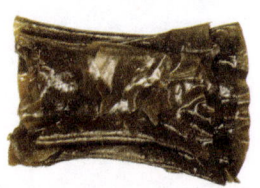

养生功效

◇降血压 ◇降血脂 ◇降低血清胆固醇 ◇美容养颜
◇预防动脉硬化 ◇减轻浮肿

实用偏方

①治皮肤瘙痒:海带、绿豆、白糖各适量。将海带洗净切碎,与绿豆、白糖一起煮汤服食。每日1剂,共用6～10剂。

②治慢性咽炎:水发海带500克,白糖250克。将海带洗净,切丝,放锅内加水煮熟,捞出,拌入白糖腌渍一日后食用。每次服50克,每日2次。

③治疥疮:海带50～100克。先洗去海带上的盐

和杂质，用温开水泡3小时，捞去海带留汁，加温水洗浴。

食用指导

1. 吃海带后不要马上喝茶及吃酸涩的水果。
2. 脾胃虚弱、痰多便溏者勿食。
3. 把干海带隔水蒸半小时左右，然后用清水泡一夜，可以使海带又脆又嫩。
4. 海带比较适合甲状腺肿大、糖尿病、心血管疾病患者食用。

常用药膳

◀ 海带黑豆红枣粥

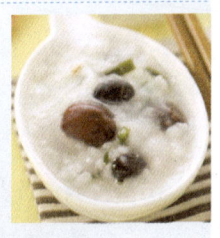

【原料】海带30克，黑豆50克，红枣8个，大米50克，盐适量。

【做法】❶大米、黑豆分别洗净，大米用清水浸泡1小时；黑豆用清水浸泡4小时；海带洗净，切丝；红枣用温水泡开，去核。❷注水入锅，大火烧开，倒入黑豆煮至滚沸后加入大米、海带、红枣同煮，边煮边搅拌。❸待米煮至再次滚沸后，转小火继续慢熬至粥黏稠，加入适量的盐调味，待盐溶化后，将粥倒入碗中，即可食用。

功效 海带含有硫酸多糖，这种成分可清除附着在血管壁上的胆固醇，使人体胆固醇维持在正常范围内。

黄花鱼

黄花鱼营养丰富,全身都是宝。肉、鳔、耳石(鱼脑石)、胆汁、精巢均可入药。

营养成分

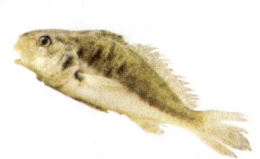

黄花鱼含有的二十二碳六烯酸(DHA)和二十碳五烯酸(EPA),是促进神经细胞生长发育最重要的物质,具有健脑作用。黄花鱼富含微量元素硒,能清除人体代谢产生的自由基,延缓衰老,防治各种癌症。黄花鱼中N-3脂酸具有影响人体脂质代谢的作用,能积极防止动脉硬化和冠心病的发生。

养生功效

◇益气开胃　◇补虚　◇利水明目

实用偏方

①治胃病:黄花鱼1条,姜3片,葱3根。将黄花鱼剖腹去杂洗净,加姜、葱,共炖食。可治各种胃病。(经验方)

②治头痛:黄花鱼1条,茶叶5克,盐少许。黄花鱼剖腹去杂洗净,腹中塞入茶叶,用清汤煮熟,加盐调味即可。可治头痛,也可辅助治疗水肿。(经验方)

③治耳聋:鱼脑石10粒,冰片1克。将二味共研

为细末，过筛，贮瓶密封，用时取药粉少许，放在细竹管一端，或放在细纸卷的一头，将有药的一端，对准耳孔，轻轻吹进耳内。主治实证耳聋。（《中医简易外治法》）

食用指导

不可与荆芥同食。

常用药膳

◀ 海带黄花鱼

【原料】黄花鱼1条，海带50克，植物油75克，酱油、黄酱、料酒、高汤、香油、醋、盐、葱、姜、蒜各适量。

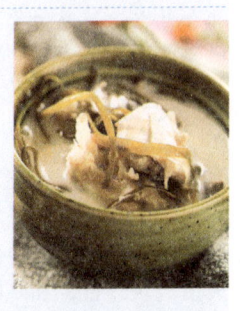

【做法】海带泡软，捞出切丝；鱼去鳞、内脏，剪去背刺，洗净控干，在鱼的两侧划4道直刀口；葱、姜切段，蒜切末。锅内放入植物油，用旺火烧热，将鱼放入油中，炸至鱼身挺直，见黄色时捞出，盛入盘中。将锅内油倒出，留底油少许，放入海带丝煸炒，随后加入料酒、黄酱、酱油、葱段、盐、醋、高汤、姜段，调好汤汁，把鱼放入，盖上盖，移至微火上炖10分钟。最后再加入蒜末，滴入香油即成。

功效 降血脂，益肝肾，调节脂质代谢，预防冠心病。

乌贼

乌贼不但味道鲜美，营养丰富，而且全身皆可入药。

营养成分

乌贼中含有大量硒等元素，既可抗病毒，又能防治癌症。乌贼肉中含有的黏多糖类具有强烈的防腐作用，抗癌作用也十分理想。乌贼干表面的白色粉末是牛磺酸等游离氨基酸，其含量在海鲜类中名列前茅，食用时不要擦去，能促进胆汁酸的分泌，降低血液中的胆固醇，预防糖尿病。

养生功效

◇养血滋阴　◇补气　◇明目

实用偏方

①治带下：乌贼骨100克，狗骨50克。将狗骨置火上烧炭存性，和乌贼骨共研细末。每日早晚各用米汤送服10克。10日为一疗程。治妇女湿热带下。（经验方）

②治关节炎：乌贼干（带骨）300克，陈酒250毫升。共炖熟，食鱼喝汤，每日2次，连食数日。主治风湿性关节炎，对心脏病、肝脏病及肾炎亦有一定疗效。（经验方）

③治贫血：乌贼200克，生甘草30克，白糖30克。把生甘草洗净，切片；乌贼洗净，切块。把甘草、乌贼放锅内，加水300毫升煮食。每日1次，佐餐食用。本方具有清热解毒、滋阴养血等功效，可治贫血。（经验方）

④治哮喘：乌贼骨500克，红糖1000克。将乌贼骨放砂锅内焙干，研为细末，加入红糖调匀。每次服20克，用温开水送下，早中晚各一次，连服半月。主治哮喘发作。（经验方）

食用指导

墨鱼与茄子相克。

常用药膳

◀ 二杏炖墨鱼

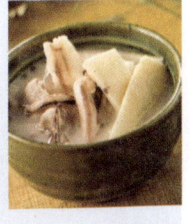

【原料】墨鱼200克，杏仁12克，白果15克，料酒10毫升，姜5克，葱10克，盐3克，鸡汤600毫升。

【做法】❶把杏仁去皮、去尖；白果去壳、去心；墨鱼洗净，切块；姜切片，葱切花。❷把墨鱼放入炖锅内，加入杏仁、白果、姜、葱、料酒、盐、鸡汤。❸把炖锅置武火上烧沸，用文火炖煮50分钟即成。

●功效 润肺化痰、祛痰止咳、防癌抗癌，可治疗癌症，亦适于肺心病患者食用。

牡蛎

牡蛎壳自古列为药用,其肉味鲜美,生食熟食均可,也可加工成蚝豉、蚝油和罐头品。

营养成分

牡蛎含有18种氨基酸、肝糖原、B族维生素、牛磺酸和钙、磷、铁、锌等营养成分,常吃可以提高机体免疫力,对抗癌和防止癌细胞扩散也有一定效果。牡蛎肉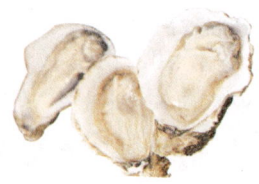
中含有一种名为鲍灵的水溶性多肽类,对一些癌细胞株和动物肿瘤有抑制其生长的作用。

养生功效

◇止汗 ◇涩精 ◇化痰 ◇软坚

实用偏方

①治眩晕:牡蛎18克,龙骨、枸杞子、首乌各12克。先将牡蛎、龙骨加水煎20分钟,再加枸杞子和首乌煎水,取汁去渣。分顿饮服。主治肝阳上亢型眩晕。(经验方)

②治高血压:生牡蛎(先煎)30克,元参、白芍、钩藤各15克,怀牛膝10克,甘草3克。六味共水煎服。主治高血压阴虚阳亢证。(经验方)

③治失眠:牡蛎壳20克,阿胶、白芍、炒枣仁、

陈皮各9克,黄连3克,鸡蛋黄1个。七味加水煎服,连食3～5日。(经验方)

④治小儿疝气:牡蛎40克。将其捣碎筛出粉,调成糊涂在阴囊上,每日1次。(经验方)

⑤治漏疮脓血:牡蛎粉3克,白乳香6克,面粉少许。将白乳香研为末,与牡蛎粉、面粉调为丸子,塞孔中。可治漏疮脓血。(经验方)

食用指导

有过敏史的人也不宜食用。

常用药膳

◀ 牡蛎豆腐

【原料】牡蛎200克,豆腐150克,红辣椒20克,葱花10克,香菜10克,蒜末10克,豆豉15克,酱油20毫升,白糖10克,香油5毫升,植物油适量。

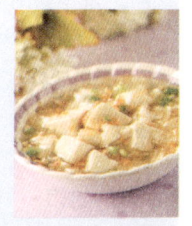

【做法】❶牡蛎洗净,用沸水焯一下;红辣椒切片;豆腐切小块;香菜切成末。
❷炒锅下植物油烧热,先爆香蒜末、少许葱花,加入烫好的牡蛎翻炒,再加入豆腐块、红辣椒、豆豉、白糖和酱油稍煮,最后撒上葱花及香菜末,并淋上香油即可。

• 功效 强筋健骨,益胃生津。

虾

虾,主要分淡水虾和海水虾,常见的青虾、草虾、小龙虾为淡水虾,对虾、基围虾、琵琶虾、龙虾则是海水虾。虾肉肥嫩鲜美,不腥无刺,是滋补壮阳之妙品。

营养成分

虾含有丰富的蛋白质,是鱼、肉、蛋、奶的几倍到几十倍,其可食部分的蛋白质占16%~20%。若论蛋白质含量的多寡,对虾居首,河虾次之。虾还富含脂肪、碳水化合物、谷氨酸、糖类、烟酸、氨茶碱、维生素A、维生素B_1、维生素B_2等,其中谷氨酸含量最多,鲜味即由此而来。虾还含有铁、钾、碘等矿物质。

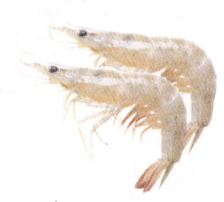

养生功效

◇预防高血压 ◇通乳 ◇调治神经衰弱

实用偏方

治骨结核:活虾7~10只,生黄芪10克。上二料同煮汤服,每日1次。

食用指导

患过敏性鼻炎、支气管炎、反复发作性过敏性皮炎的老年人不宜吃虾。

豆类

豆类有『植物肉』的美称,含有丰富的蛋白质、磷脂、亚油酸、钙、磷、铁及B族维生素,其中亚油酸能够预防高血压、冠心病、动脉硬化等常见病症。

黄豆

黄豆，表皮黄色的大豆。黄豆既可食用，又可榨油。很多营养学家都呼吁，多吃肉不如多吃豆。用豆类食品代替一定量的肉类食品，是解决城市中人营养不良和营养过剩双重负担的最好方法。在植物性食物中，唯有黄豆的高蛋白、高脂肪可与动物性食物相媲美。故黄豆有"田中之肉""植物蛋白之王""绿色奶牛"等美誉。

营养成分

黄豆的蛋白质含量高、质量优，蛋白质含量高达35%～40%，是猪瘦肉的2倍、鸡蛋的3倍、牛奶的2倍。黄豆含有丰富的优质脂肪，脂肪含量为16%～24%，其中油酸占32%～36%，亚油酸占51%～57%，亚麻酸占2%，磷脂约16%。黄豆中还含有极为丰富的营养元素，如8种氨基酸及钙、磷、铁、锌等重要微量元素，并含有黄酮类化合物和植物激素。

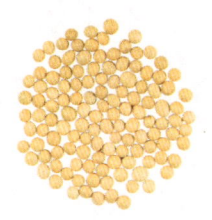

养生功效

◇抑制癌症　◇降低血脂和胆固醇　◇保持血管弹性

实用偏方

①治中风：黄豆500克，独活40克，黄酒1500毫升。独活以黄酒煎取1000毫升，黄豆另炒，趁热

放入药酒中，浸 1 ~ 3 日，去渣温服。

②治水肿：黄豆 250 克，甜酒适量。黄豆加水 1000 毫升，煮至 250 毫升，加入甜酒适量。每日分 3 次服。

食用指导

① 黄豆不宜生食，夹生黄豆也不宜食用。
② 严重肝病、肾病、痛风、动脉硬化者禁食；消化功能不良者尽量少食。

常用药膳

◀ 黄豆排骨汤

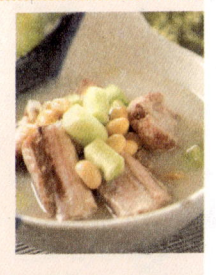

【原料】黄豆 150 克，排骨 600 克，青笋 500 克，生姜 1 片，盐少许，冷水适量。

【做法】❶ 将黄豆放入炒锅中略炒，不必加油，再用清水洗干净，沥干水；青笋去皮洗净，切成丁。❷ 将排骨用清水洗净，斩件，放入开水中滚约 5 分钟，捞起。❸ 瓦煲内加入适量冷水，先用文火煲至水开，然后放入以上全部材料，待水再滚起，改用中火继续煲至黄豆烂熟，以少许盐调味即可。

● 功效 本方能消滞健脾、强化心脉、降压强心、降胆固醇，对高血压、动脉硬化及心脏病等有很好的疗效。

豇豆

豇豆，俗称角豆、姜豆、带豆。豇豆分长豇豆和饭豇豆两种，前者多做蔬菜食用，后者多做粮食煮粥、制馅。

营养成分

豇豆提供易于消化吸收的优质蛋白质、适量的碳水化合物及多种维生素、微量元素等。据测定，每100克豇豆含蛋白质27克、脂肪0.2克、碳水化合物5.8克、膳食纤维27克，含维生素C 18毫克，几乎与西红柿不相上下。它还含有丰富的B族维生素以及对人体有益的钙、磷、铁等矿物质。

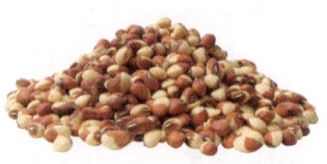

养生功效

◇增进食欲　◇提高机体抗病毒能力　◇健脾补肾　◇辅助治疗尿频

实用偏方

①治小便频数：豇豆50克。将豇豆洗净，入锅加水煮熟，加盐适量即成。食时吃豆喝汤。

②治糖尿病：豇豆150克。将豇豆洗净，入锅加水500毫升，煮15分钟左右即成。去豆取汤，每日服1次。

③湿疹：豇豆粉100克，冰片少许，加水化开调匀后，敷于患处即可。

④肾虚浮肿：豇豆200克，香薷90克，洗净加水煎服。

食用指导

1. 饭豇豆与粳米一起煮粥最适宜。
2. 长豇豆烹调时间不宜过长，以免营养损失。
3. 糖尿病、肾虚患者更宜食用。
4. 气滞便结者应慎食豇豆。

常用药膳

◀ 姜汁豇豆

【原料】豇豆400克，香油50毫升，姜（取汁）80克，蒜泥、芥末汁各适量。

【做法】❶将豇豆洗净，除去蒂、筋，切成5厘米长的节，入沸水锅中，在武火上煮至刚断生，即可捞起，趁热撒上盐和匀，放冷后除去水分。❷将姜去皮，洗净，捣蓉取其汁；蒜捣烂做成蒜泥。食时将酱油、醋、香油、姜汁、蒜泥、菜油、芥末汁、味精调匀，加入豇豆盘内拌匀即成。

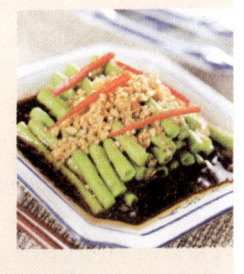

● 功效 益气健脾、开胃和中。

绿豆

绿豆，又叫青小豆，蛋白质含量几乎是粳米的3倍，含有多种维生素，钙、磷、铁等矿物质也比粳米多，有"济世良谷"之说。

营养成分

绿豆是典型的高蛋白、低脂肪类食品。它的主要成分是蛋白质、粗脂肪，并含有人体所需的多种氨基酸、维生素和铁、钙、磷等矿物质。

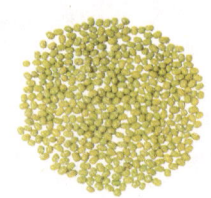

养生功效

◇清暑益气　◇止渴利尿

实用偏方

①治高血压：绿豆适量，猪胆1具。将绿豆粒装入猪胆内，装满，置3个月后取出使用。每日1次，服7粒。服后，血压很快下降，继续服用，直至痊愈。

②治高脂血症：绿豆、海带、红糖各150克。海带发好洗净切条，与绿豆同入锅内，加水炖，至豆烂为止。用红糖调服，每日2次，连续服用一段时间。

③治呃逆：绿豆粉、茶叶各50克，白糖少许。将绿豆粉、茶叶用沸水冲泡，加白糖调匀，顿服。

食用指导

① 不宜煮得过烂,以免降低清热解毒功效。
② 未煮熟的绿豆腥味强烈,食后易恶心、呕吐。
③ 忌与鲤鱼、榧子同食。
④ 脾胃虚弱的人不宜多吃;服药特别是服温补药时不要吃绿豆食品。

常用药膳

◀ 绿豆麦片粥

【原料】麦片60克,小米50克,糯米40克,绿豆100克,冰糖15克,冷水适量。

【做法】① 绿豆洗净,先用冷水浸泡2小时,再连水蒸2小时,取出备用。② 小米、糯米、麦片分别洗净,用冷水浸泡20分钟,再置于旺火上烧沸,然后改用小火熬煮约45分钟。③ 加入蒸好的绿豆汤和冰糖,将所有材料拌匀煮滚,即可盛起食用。

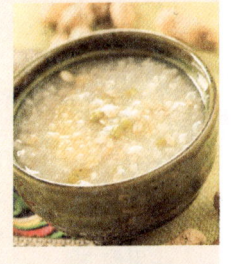

● 功效 滋阴补肾,清肝降火,降压。

特别提示

绿豆忌用铁锅煮,因为绿豆中含有单宁,在高温条件下遇铁会生成单宁铁,对人体有害。

赤豆

赤豆,又名赤小豆、红小豆、红豆,因富含碳水化合物又称"饭豆",是人们生活中不可缺少的高蛋白、低脂肪、高营养、多功能的杂粮。

营养成分

赤豆富含蛋白质、脂肪、碳水化合物、粗纤维、钙、磷、铁、铜等矿物质,并含有维生素B_1、维生素B_2、烟酸等营养成分,营养较丰富,但总体上不及大豆。

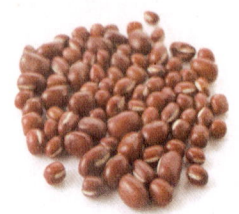

养生功效

◇润肠通便　◇降血压　◇降血脂　◇调节血糖　◇解毒抗癌　◇预防结石　◇健美减肥

实用偏方

①治高血压:赤豆20克,丝瓜络20克。二料放入砂锅中,加水适量,煎30～40分钟,滤汁,分早晚2次空腹服。

②治盗汗:赤豆、浮小麦、锦鸡儿根(土黄芪)各30克。三料水煎,每日2次分服。

③治丹毒:赤豆30克,鸡蛋清2个。赤豆研为细末,以鸡蛋清调和如糊状,涂敷患处,以愈为度。

食用指导

尿频的人应少吃。

常用药膳

◀ 赤豆粥

【原料】赤豆50克,莲子20克,粳米200克,盐适量,味精少许。

【做法】❶将赤豆、粳米淘洗干净,莲子洗净去心,三者放入锅内,加水适量,先用武火烧沸,再用文火熬煮成粥。❷在粥内放入盐即成。

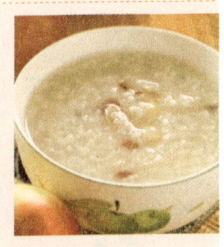

•功效 健脾利水,适用于水肿病、湿脚气、肥胖、骨质疏松等症。

◀ 赤豆红枣桂圆汤

【原料】赤豆50克,桂圆肉10克,红枣5个,红糖适量。

【做法】❶赤豆、红枣、桂圆分别洗净,冷水浸泡至完全展开。❷加水入锅,大火烧开后将所有食材一并倒入锅中,边煮边适当搅拌。❸待豆汤煮沸后转小火继续再煮半小时,食用时加入红糖调味即可。

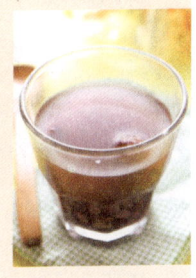

豆腐

豆腐,是中国的传统食品,味美而养生。豆腐干的营养价值与豆腐基本相同。

营养成分

豆腐及豆腐制品的蛋白质含量比大豆高,而且豆腐蛋白属完全蛋白,不仅含有人体必需的8种氨基酸,而且其比例也接近人体需要,营养价值较高。豆腐还含有脂肪、碳水化合物、维生素和矿物质等。

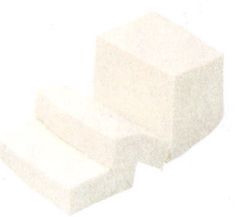

养生功效

◇预防骨质疏松 ◇降低血脂 ◇预防心血管疾病

实用偏方

①治肝硬化:豆腐250克,泥鳅1条。泥鳅去鳃及内脏,洗净,入锅,加盐少许(腹水明显者不加),加水适量,清炖至五成熟,加入豆腐,再炖至泥鳅烂熟即可。吃鱼、豆腐,喝汤,分顿食用。

②治便血:豆腐渣适量,红糖少许。将豆腐渣炒焦,研细。每日2次,每次6~10克,用红糖水送服。

③治鼻出血:豆腐250克,白木槿花10克,生石膏30克,白糖30克。先煎生石膏,再入木槿花、豆

腐，用文火煎至豆腐有小孔状即入白糖。每日服1剂，吃豆腐喝汤，宜冷服。一般2剂即愈。

食用指导

豆腐不宜与菠菜、香葱一起烹调，因为它们一起烹调会生成容易形成结石的草酸钙。

常用药膳

◀ 香菌豆腐羹

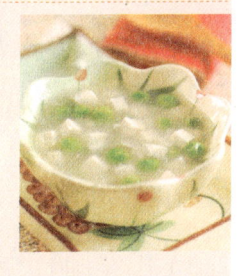

【原料】豆腐2块，青豆、洋菇各30克，洋葱50克，红葱头10克，盐1.5克，胡椒粉1克，色拉油3克，湿淀粉25克，奶油1块，开水、冷水各适量。

【做法】❶豆腐切小丁，放入开水中余烫一下，去除豆腥味；洋菇、洋葱、红葱头分别洗净，切片备用。❷锅内下色拉油烧热，加入洋菇片、洋葱片、红葱头片略炒熟，再加入适量冷水，加盖焖煮，然后将煮透的材料放入榨汁机中，加入冷水搅打成糊状。❸将榨汁机中的材料重新倒入锅中，加热煮滚，加入豆腐丁、青豆一同混合均匀，放入盐、胡椒粉调味，用湿淀粉勾薄芡。❹盛盘后在羹上加入奶油，搅拌均匀，即可食用。

●功效 镇静安神，消除肌肉酸痛，改善失眠，止头痛，可缓解压力。

花生

花生为豆科作物,优质食用油主要油料品种之一。

🌿 营养成分

含脂肪、含氮物质、淀粉、纤维素、水分、灰分、维生素、氨基酸、基谷氨酸、γ－氨基－α－亚甲基－丁酸、卵磷脂、嘌呤和生物碱等。

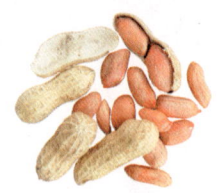

养生功效

◇健脾和胃　◇养血止血　◇润肺止咳

实用偏方

①治高脂血症:花生全草(整株干品)50克。将花生全草切成小段,泡洗干净,加水煎汤,代茶饮。每日1剂,不拘时饮服。本方养肝益肾,主治高脂血症。(《偏方大全》)

②治冠心病:花生壳30克。将其洗净、水煎,每服100毫升,可治高脂血症和冠心病。(经验方)

③治眩晕:花生45克,粳米60克,冰糖适量。将花生去除泥土及发芽的坏花生,连衣捣碎,和洗净的粳米一起放于锅内,加入适量水和冰糖,煮成粥即可食用。每日早晨空腹温热食之。本方活血化瘀,主治眩晕。(经验方)

④治伤寒：花生衣30克，红枣30颗。二味加水适量煎煮，去渣，一次服完。每日1剂，5日为一疗程。主治湿热型伤寒，症见大便下血、灼热烦躁等。(经验方)

食用指导

花生含有油脂较多，人体消化时需要消耗大量胆汁，故胆病患者不宜食用。

常用药膳

◀ 花生猪骨粥

【原料】花生仁100克，猪骨300克，粳米100克，香菜50克，猪油20克，胡椒粉2克，香油5毫升，盐3克。

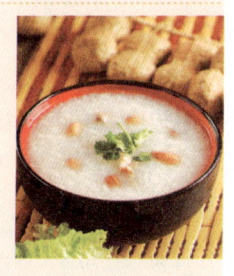

【做法】❶粳米淘洗干净，用冷水浸泡半小时；猪骨洗净，敲断成小块；花生仁放入碗内，用开水浸泡20分钟，剥去外皮；香菜择洗干净，切成小段。❷把锅置火上，放入猪骨块、猪油和适量水，用旺火烧沸后，继续煮约1小时，至汤色变白时，捞出猪骨，下粳米和花生仁，用旺火烧沸，改小火继续熬煮约45分钟；煮至米粒开花、花生仁酥软时，放盐搅拌均匀，淋入香油，撒上胡椒粉、香菜段，即可盛起食用。

•功效 促进骨骼发育，防治营养不良。

蚕豆

蚕豆,也叫胡豆、夏豆、罗汉豆,内含大量蛋白质,且氨基酸种类较为齐全,特别是赖氨酸含量高。

营养成分

蚕豆中含有大量蛋白质,在豆类中仅次于大豆,并且所含氨基酸种类较为齐全,特别是赖氨酸含量高。蚕豆还含有少量维生素和钙、铁、磷、锰等多种微量元素。

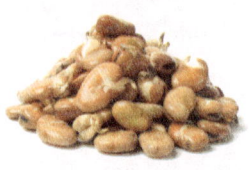

养生功效

◇增强记忆力 ◇延缓动脉硬化 ◇降低胆固醇

实用偏方

①治风热便血:鲜蚕豆荚壳60～90克。用水煎,然后加红糖适量。每日分2次服。

②治痢疾便血:蚕豆60克,百草霜30克,米汤、植物油各适量。蚕豆炒黄后与百草霜放锅内同炒,以起烟为度,再加米汤煎后服用。每日1剂。

食用指导

1. 蚕豆不可生吃,应将生蚕豆浸泡多次或焯水后再烹制。
2. 对蚕豆过敏者禁食。

禽之蛋

这里的禽蛋指禽肉和蛋,它们蛋白质的含量十分丰富,且蛋白质的质量也优于其他很多食物。另外,禽肉和蛋中钙、磷、铁等矿物质含量较高,且消化吸收利用率高。

鸡肉

鸡肉肉质细嫩,滋味鲜美,营养丰富,能滋补养身。鸡肉消化率高,很容易被人体吸收利用,有增强体力、强壮身体的作用。

营养成分

禽肉是高蛋白、低脂肪的食物,特别是鸡肉中赖氨酸的含量比猪肉高13%,是人体摄取蛋白质的最佳来源。鸡肉富含维持神经系统健康、消除烦躁不安的维生素 B_{12}。

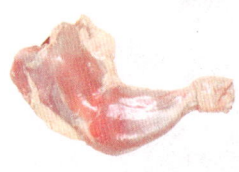

养生功效

◇增强体力 ◇强壮身体 ◇治疗营养不良

实用偏方

①治老年慢性气管炎:白公鸡1只,干西瓜秧200克,姜100克,生豆油150毫升。先把西瓜秧加水煮沸,捞出后加入煺好毛的白公鸡和姜,待鸡肉煮熟后,加入豆油即可。吃肉喝汤,每晚温服1碗。

②治肺阴虚型肺结核:仔鸡1只,花椒90克。仔鸡去皮和内脏,洗净,腹内装入花椒缝好,勿令漏出,干蒸熟。早晨初醒即吃鸡肉,但不可吃得太多,以免影响消化。连吃3～4只鸡,就有效验。

③治下肢浮肿：老母鸡1只，白酒1000毫升。鸡去内脏，切成小块。白酒烧热，下鸡块煮熟吃。

食用指导

1. 鸡屁股是淋巴最为集中的地方，也是储存病菌、病毒和致癌物的仓库，应弃掉不要。
2. 动脉硬化、冠心病和高脂血症患者忌饮鸡汤；感冒伴有头痛、乏力、发热的人忌食鸡肉、鸡汤。

常用药膳

◀ 鸡肉白薯粥

【原料】粳米100克，白薯200克，鸡肉75克，青豆30克，胡萝卜30克，海米20克，荸荠3个，蒜头2个，盐2克，胡椒粉1.5克，味精1克，冷水1500毫升。

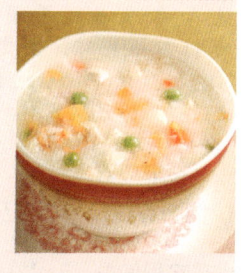

【做法】❶鸡肉洗净，切成粒；荸荠洗净去皮，切成粒；白薯、胡萝卜洗净切粒。❷海米洗净，涨发回软；蒜头捣碎备用。❸坐锅点火，下入蒜头和海米爆香。❹锅内加入约1500毫升冷水，放入粳米，用旺火煮沸，下入海米、鸡肉粒、白薯粒和胡萝卜粒，用小火熬煮约半小时。❺粥内加入青豆和荸荠粒，再烧沸一会儿，用盐、胡椒粉、味精调好味，即可盛起食用。

•功效 补血补钙，强筋壮骨，促进儿童生长发育。

食物养生

鸡蛋

鸡蛋,内含蛋白质、脂肪、卵黄素、卵磷脂、维生素和铁、钙、钾等人体所需要的矿物质,其中蛋白质是自然界最优良的蛋白质。

营养成分

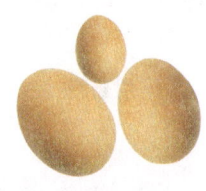

鸡蛋含蛋白质10%~15%。鸡蛋中所含的蛋白质是天然食品中最优秀的蛋白质,可供给人体多种必需氨基酸,而且与人体组织蛋白质最为接近,易被人体吸收。蛋类脂肪含量为11%~15%,主要集中在蛋黄内,蛋黄中含脂肪30%,蛋清中几乎没有脂肪。脂肪中不饱和脂肪酸含量较高,容易为人体吸收。

养生功效

◇健脑益智 ◇改善记忆力 ◇促进肝细胞再生 ◇防癌

实用偏方

①治季节性哮喘:鸡蛋1个,米醋适量。醋煮鸡蛋,蛋熟后去壳,再煮5分钟。食蛋,每次1个,每日2次。

②治高血压:鸡蛋清3个,鲜茼蒿250克,香油、盐、味精各适量。鲜茼蒿洗净,放清水中煎煮,将要熟时加入鸡蛋清再煮片刻,加香油、盐、味精调味即可。

③治胃痉挛：鸡蛋500克，冰糖500克，黄酒500毫升。将鸡蛋搅匀，加糖，以酒煮成黄色，饭前服1勺。

食用指导

❶ 婴幼儿、老年人、病人吃鸡蛋以煮、卧、蒸、甩为好。
❷ 发热病人，冠心病、肾病患者不宜吃鸡蛋；高胆固醇血症患者不宜吃蛋黄。

常用药膳

◀ 鸡蛋木耳粥

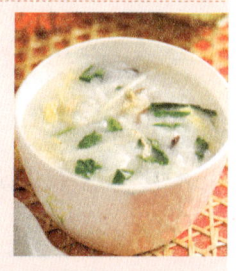

【原料】粳米100克，鸡蛋2只，黑木耳30克，菠菜20克，银芽15克，海米10克。姜末5克，盐、味精各1克，高汤500克，冷水适量。

【做法】❶ 粳米洗净泡好，放入锅中，加入适量冷水，先用旺火烧沸后，再改用小火慢煮成稀粥，盛起备用。❷ 鸡蛋摊成蛋皮，切丝；海米洗净，涨发回软备用。❸ 木耳用冷水泡发回软，择洗干净；银芽、菠菜分别洗净。❹ 锅中加入高汤，上火烧沸，下入盐、味精和姜末，再下入稀粥、蛋皮丝、黑木耳、银芽、海米、菠菜等食材，煮沸离火，即可盛起食用。

•功效 补脑益智，提高记忆力。

鸭蛋

鸭蛋,营养丰富,可与鸡蛋媲美,是补充B族维生素的理想食品。松花蛋也叫皮蛋,是用石灰等原料腌制后的蛋类食品,因蛋白中常有松针状的结晶或花纹而得名。

营养成分

鸭蛋中主要含有蛋白质、脂肪、维生素A、维生素B_1、维生素B_2等。脂肪中不饱和脂肪酸含量较高,为62%,脂肪容易为人体消化吸收。松花蛋中氨基酸的含量比新鲜的鸭蛋高11倍,而且氨基酸的种类也更多,但劣质松花蛋中的这些营养成分就会被破坏。

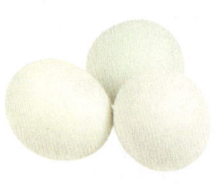

养生功效

◇预防贫血　◇促进骨骼发育　◇大补虚劳

实用偏方

①治肝硬化:青壳鸭蛋、蜈蚣草适量。鸭蛋、蜈蚣草以清水炖,将炖好之药汤当茶饮用,次数不拘,蛋吃与不吃均可。约喝4日后,尿如茶褐色,表示已有药效,如继续服用,尿色可恢复正常。

②治虚火牙痛:鸭蛋2个,生地黄30～50克。鸭蛋、生地黄加清水300毫升同煲,蛋熟后去壳再煎

片刻。喝汤吃蛋（也可加少许冰糖调味）。

③治痛经：青壳鸭蛋3个（去壳），黄酒100毫升，姜25克，白糖少许。鸭蛋与姜、黄酒共煮熟，以白糖调服。

食用指导

1. 食用松花蛋应配以姜末和醋解毒。
2. 鸭蛋不宜与甲鱼、李子同食。
3. 脾阳不足、寒湿下痢者不宜；心血管病、肝肾疾病患者少食。

常用药膳

◀ 田螺芹菜咸蛋粥

【原料】大米80克，田螺30克，咸鸭蛋1个，芹菜少许，盐2克，料酒、香油、胡椒粉、葱花适量。

【做法】❶大米淘洗干净，用清水浸泡；田螺钳去尾部，洗净；咸鸭蛋切碎；芹菜洗净切碎。❷油锅烧热，烹入料酒，下入田螺，加盐炒熟后盛出。锅置火上，注入清水，放入大米煮至七成熟，再放入田螺、咸鸭蛋、芹菜煮至粥将成，加盐、香油、胡椒粉调匀，撒葱花即可。

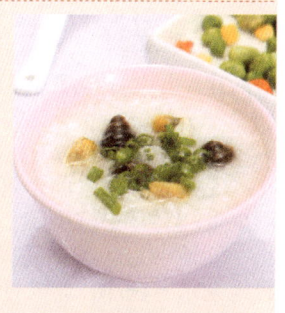

鹌鹑肉

鹌鹑肉，是典型的高蛋白、低脂肪、低胆固醇食物，鹌鹑蛋则有"卵中佳品"之称。

营养成分

鹌鹑肉营养丰富，蛋白质含量高达22.2%，还含有多种维生素和矿物质以及卵磷脂、维生素P、激素和多种人体所必需的氨基酸。鹌鹑蛋含有丰富的优质蛋白质、卵磷脂、脑磷脂，并含有维生素A、维生素D、维生素B_1、维生素B_2、铁、磷、钙等。

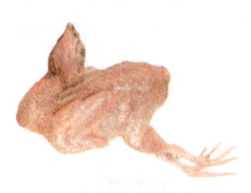

养生功效

◇治疗浮肿　　◇预防肥胖型高血压　　◇治疗糖尿病

实用偏方

①治肾源性水肿：鹌鹑2只（去毛、内脏），黄酒少量。鹌鹑用黄酒炖食，不加盐。每日1次，连服7日。

②治小儿百日咳：鹌鹑蛋3个，白颈地龙3～4条。将地龙水养洗净，放入打散的鹌鹑蛋中，隔水蒸熟，稍加调料后服食。每周2次，1个月为1个疗程。

③治心悸：鹌鹑（去毛、内脏）4只，冬虫夏草8克，鸡汤300毫升。冬虫夏草以温水洗净，鹌鹑洗净后沥

去水。在每只鹌鹑腹内加入冬虫夏草2～3条。然后放入碗内,加鸡汤及调料,上锅蒸熟。分顿食用。

🍵 食用指导

忌与猪肉、猪肝、菌类同食,否则易面生黑斑。

🍲 常用药膳

◀ 鹌鹑山药粥

【原料】粳米100克,鹌鹑1只,山药50克,姜丝3克,葱末5克,盐2克,冷水适量。

【做法】❶山药洗净,去皮,切成丁。❷粳米淘洗干净,用冷水浸泡半小时,捞出,沥干水分。❸将鹌鹑去毛及内脏,洗净去骨,鹌鹑肉切成小碎块。❹将粳米、山药、鹌鹑肉同放锅内,加入冷水,先用旺火烧沸,然后改用小火慢煮,至米烂肉熟时加入姜丝、葱末、盐调味,即可食用。

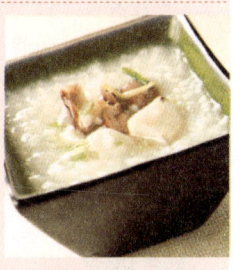

•功效 养血益气,补肾壮阳,缓解疲劳。

📝 特别提示

鹌鹑肉质细嫩,容易酥散,炖汤之前用油炸一下可保持其形状完整,使口感更佳。

乌鸡肉

乌鸡,亦名乌骨鸡,是药、食两用佳品。它口感细嫩,性平、味甘、无毒,滋补肝肾,益气补血,滋阴清热,调经活血,止崩治带,治心腹痛。营养和食疗作用远胜于普通鸡肉,被誉为"名贵食疗珍禽"。

营养成分

乌鸡肉中,铁、磷、钙、镁的含量较高,铁和锌的含量更是远远超过其他食品。乌鸡中的铁比菠菜的铁含量约高10倍,锌约是大豆的33倍,甚至比含锌较多的牛肝高12倍。乌鸡中的DHA、EPA含量是普通鸡的2倍以上。

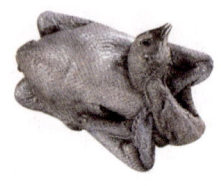

养生功效

◇延缓衰老　◇强筋健骨　◇补血　◇治妇人崩中带下
◇虚劳羸弱　◇滋养肝肾　◇养血益精

实用偏方

①治阳痿遗精:白毛乌骨雄鸡1只,甜酒120毫升。同煮熟食,连服5~6只。

②治中风:雌乌鸡1只,黄酒2500毫升。将雌乌鸡去毛及内脏、洗净,以酒煮取1000毫升,去渣,分3次服,可伴葱、姜、粥食。睡卧取小汗,效果更佳。

③治骨折：雄乌鸡1只（500克左右），三七5克（切片），料酒、酱油各适量。乌鸡去毛及内脏，三七切片纳入鸡肚中，加入料酒，隔水清炖。熟后用酱油蘸服。每日1～2次，连服1～2周。

食用指导

1. 乌鸡连骨熬汤滋补效果最佳，炖时宜用砂锅文火慢炖，不宜用高压锅。
2. 体虚血亏、肝肾不足、脾胃不健的人宜食。
3. 选购乌鸡时以选武山乌鸡最佳。
4. 肥胖、严重皮肤病患者及感冒发热者不宜食用。

常用药膳

◀ 乌鸡乌贼汤

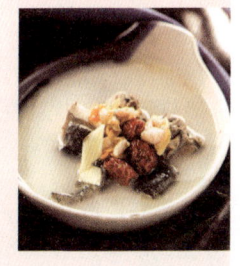

【原料】雌乌鸡1只（约1000克），当归30克，黄精60克，鸡血藤120克，水发乌贼肉500克，葱白、姜、红枣、料酒、盐各适量。

【做法】❶ 将雌乌鸡宰杀后，去毛和内脏，切块；当归、黄精、鸡血藤、红枣洗净，全部材料置砂锅中，加清水适量。❷ 武火烧沸，打去浮沫后加入水发乌贼肉、葱白、姜、料酒、盐。❸ 改用文火煨炖，以乌鸡肉烂熟为度。

•功效 益气、补血、通经，适用于气血不足型痛经。

鸽肉（鸽蛋）

鸽子，又名白凤，肉味鲜美，营养丰富，著名的中成药——乌鸡白凤丸，就是用乌鸡和鸽子为原料制成的。

营养成分

鸽肉营养丰富，富含蛋白质、钙、铁、铜等矿物质及维生素A、B族维生素、维生素E等的含量都比鸡、鱼、牛、羊肉高。

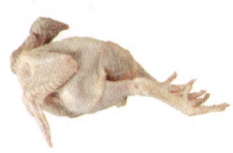

鸽蛋被人称为"动物人参"，富含优质蛋白质、磷脂、铁、钙和维生素A、维生素B_1、维生素B_2、维生素D等营养成分。蛋白质和脂肪含量虽然稍低于鸡蛋，但钙和铁的含量均高于鸡蛋。

养生功效

◇增加皮肤弹性 ◇改善血液循环 ◇加快创伤愈合
◇清热解毒 ◇提高性功能

实用偏方

①治骨折：鸽蛋4个，枸杞子、桂圆肉、黄精各10克，冰糖适量。将枸杞子、桂圆肉、黄精置锅中加水750毫升煮沸，再把鸽蛋打破后放入锅内，同时将冰糖放锅中同煮，至熟即成。每日1次，连服7日。

②治皮肤瘙痒：幼白鸽1只，绿豆150克，黄

酒50毫升。将白鸽除去毛及内脏,加绿豆和黄酒炖熟吃。

③治肝肾不足闭经:白鸽1只,白酒适量。酒水各半将洗净去内脏之白鸽煮食。隔日1次,每月连服4~5次。

食用指导

1. 忌与猪肉同食,因为与猪肉同食会令人滞气。
2. 特别适合体虚,头发早白、未老先衰、神经衰弱的人食用。
3. 鸽肉容易变质,购买后应放入冰箱冷藏并尽快食用。若吃不完,可将剩下的鸽肉煮熟保存。

常用药膳

◀ 牡蛎粉煮鸽蛋汤

【原料】牡蛎粉10克,鸽蛋6个,冰糖15克,冷水3000毫升。

【做法】❶ 将冷水1500毫升放进锅内,将鸽蛋放入,烧沸。煮熟鸽蛋,用漏勺捞起,冷却后剥皮待用;将冰糖打碎成屑,待用。
❷ 在锅内加水1500毫升,投入牡蛎粉烧沸,加入冰糖、鸽蛋即成。

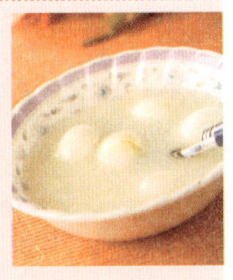

●功效 补血养颜,丰肌泽肤,消斑祛色素,补益脾胃,调中固肠。

鸭肉

人们常言"鸡鸭鱼肉"四大荤,鸭肉蛋白质含量为16%~25%,比畜肉含量高得多,脂肪含量适中且分布较均匀。

营养成分

鸭肉中的蛋白质含量为16%~25%,比畜肉中的蛋白质含量高得多。此外,鸭肉还含有0.8%~15%的无机物和较多的铁、铜、锌等微量元素。

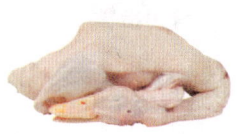

养生功效

◇抗脚气病　◇抗衰老　◇防治心肌梗死

实用偏方

①治糖尿病:老鸭1只,芡实100~200克,盐少许。老鸭去毛和肠脏洗净,将芡实放入鸭腹中,置瓦锅内,加清水,用文火煮2小时左右,加盐调味服食。

②治瘴疟:鸭子1只,姜、红枣各15克。将鸭子去毛和内脏,入姜、枣,加少量油、盐和酒,炖汤服食。每日1次,连食2~3日。

食用指导

❶忌与核桃、甲鱼、木耳和荞麦同食。
❷胃腹疼痛、腹泻、腰痛及痛经期间及身体虚寒者不宜。

果品

水果的营养成分和营养价值与蔬菜相似,是人体维生素和无机盐的重要来源。水果的芳香能刺激食欲,有助于人体对其他营养的吸收,芳香油还有杀菌的作用。

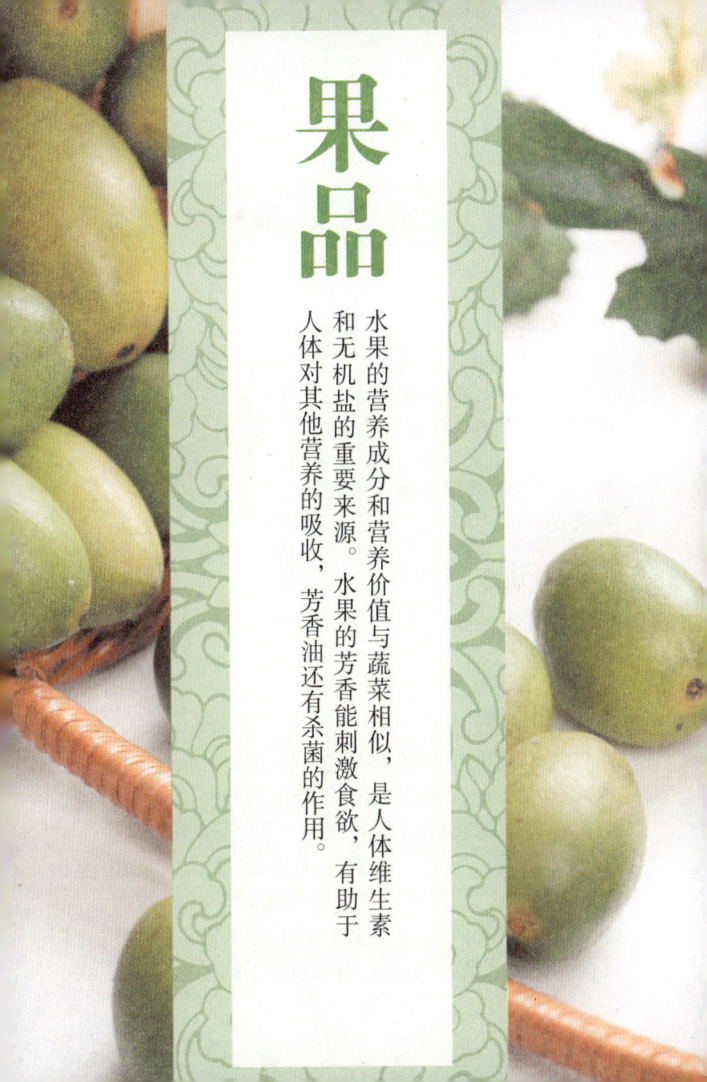

苹果

苹果,古称柰、苹婆,酸甜可口,营养丰富,人称"大夫第一药"。

营养成分

苹果营养丰富,含有糖类(蔗糖、还原糖)、有机酸、果胶、蛋白质、钙、铬、磷、铁、钾、锌和维生素A、B族维生素、维生素C及膳食纤维,另含苹果酸、酒石酸、胡萝卜素等营养素,苹果皮含三十蜡烷,被医学界誉为"天然健康圣品"。

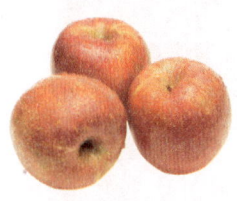

养生功效

◇改善呼吸系统功能 ◇预防感冒 ◇提神醒脑 ◇缓解不良情绪

实用偏方

①治高血压:苹果皮50克,绿茶1克,蜂蜜25毫升。苹果皮洗净,加清水450毫升,煮沸5分钟,加入蜂蜜、绿茶即可。每日服1剂,分3次温服。

②治妊娠呕吐:新鲜苹果皮60克,大米30克。将大米炒黄,和苹果皮加水同煎取汁。代茶饮用。

③治小儿腹泻:苹果1个。将苹果洗净去皮,切成薄片,放入碗中加盖,隔水蒸熟。用汤匙捣成泥状,

喂幼儿。

食用指导

① 孕妇每天吃1个苹果可以减轻孕期反应。
② 苹果富含糖类和钾盐、故冠心病、心肌梗死、肾炎及糖尿病患者切忌多食。

常用药膳

◀ 西米苹果羹

【原料】苹果100克，西米50克，白糖30克，水淀粉30克，糖桂花5克，冷水适量。

【做法】① 将苹果冲洗干净，削去果皮，对剖成两瓣，剔去果核，再改刀切成丁块。② 西米淘洗干净，用冷水浸泡胀发，捞出，沥干水分。

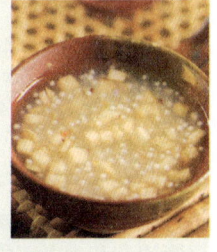

③ 取锅注入适量冷水，烧沸后加入西米、苹果，用旺火再次煮沸，然后改用小火略煮，加入白糖、糖桂花，用水淀粉勾稀芡即成。

•功效 加强细胞带氧功能，消除疲劳。

特别提示

苹果切开后易因氧化作用而变成褐色，一方面可在盐水里泡15分钟防止氧化，另一方面可将柠檬汁滴到苹果切片上防止氧化变色。

桃

桃子,在中国是福寿祥瑞的象征,民间有"寿桃"和"仙桃"的美称。果形美观,肉质甜美,营养丰富。

营养成分

桃子含有多种维生素和果酸以及钙、磷等矿物质,含铁量是苹果和梨的4~6倍。

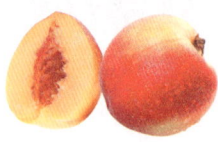

养生功效

◇补益气血 ◇养阴生津 ◇活血化瘀 ◇润肠通便
◇抗凝血 ◇降血压

实用偏方

①治半身不遂:桃仁若干,黄酒、蜂蜜各适量。将桃仁去皮去尖,放入黄酒中浸泡1周,晒干研为末,以蜂蜜调和为丸(梧桐子大)。每日2次,每次15丸,用开水送服。

②治遗精:碧桃干(未成熟的桃干果)30克,红枣30颗。将碧桃干炒至外表裂开,如变焦,立即加水,与红枣共煎。每晚睡前服用1次。

食用指导

❶忌与甲鱼同食。
❷胃肠功能不良、糖尿病患者及老年人、小孩不宜多吃。

果品

杏（杏仁）

杏，也叫甜梅、叭达杏。其果肉黄软，香气扑鼻，酸甜多汁。杏仁分苦、甜两种，甜者可做凉菜或休闲小吃；苦者一般入药，有小毒（中药毒性分大毒、有毒、小毒、微毒四级），不可多吃。

营养成分

杏的果肉中含胡萝卜素和维生素较多，其中尤以维生素C和维生素A的含量最高，此外，还含有钙、磷、铁等矿物质，不含脂肪，是一种低热量的水果。

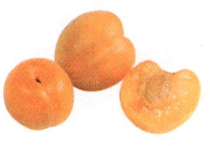

养生功效

◇预防心脏病　◇美容泽肤

实用偏方

①治哮喘：杏仁、桃仁、白胡椒各6克，生糯米10粒，鸡蛋1个。将前四料共研为细末，用鸡蛋清调匀。外敷双脚心和双手。

②治慢性支气管炎：甜杏仁若干。将其炒熟即可。每日早、晚各嚼服10粒。

食用指导

❶未成熟的杏不可生吃。
❷产妇、幼儿、病人、糖尿病患者不宜食用。

李子

李子,饱满圆润,玲珑剔透,形态美艳,口味甘甜,可鲜食,可制罐头或果脯。

营养成分

李子果肉含有较多的碳水化合物、糖、蛋白质、氨基酸、脂肪、胡萝卜素及维生素B_1、维生素B_2、维生素B_{12}、维生素C等营养成分,果酸含量高。

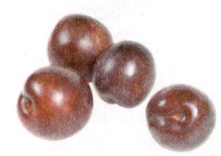

养生功效

◇保养肝脏 ◇美白肌肤 ◇清肝涤热 ◇生津液 ◇利小便 ◇治疗胃阴不足

实用偏方

①治气滞血瘀型肝炎:鲜李子100～150克,绿茶2克,蜂蜜25毫升。将鲜李子剖开后置锅内,加水320毫升,煮3沸,再加茶叶与蜂蜜,沸后即起锅取汁,即可饮服。每日1剂,分早、中、晚3次服用。

②治肝硬化腹水:李子6个,薏米30克。二料共煮食,一日分2次服完。此汤具有养肝泻肝、破瘀利水的功效。

③治咽干唇燥:鲜李子适量,洗净后去核捣烂,绞取其汁。每服25毫升,每日3次。

④治面部黑斑：李核仁2个，鸡蛋1个。将李核仁去皮研细，再加入鸡蛋清调匀。每日睡前敷于脸上，次晨用清水洗去，连续用1周。

食用指导

1. 不宜与蜂蜜、鸭蛋一同食用。
2. 李子含果酸较多，过量食用易引起胃痛，故脾胃虚弱者宜少吃。
3. 挑选李子应选果实饱满、大小适中、外形完好、无碰伤及病斑者为佳。味苦涩或放入水中漂浮的李子不宜食用。

常用药膳

◀ 李子酱

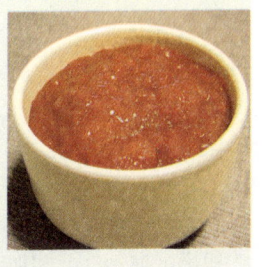

【原料】李子500克，吉士粉15克，清水100毫升，冰糖30克。

【做法】❶李子洗净去核切小块，入搅拌机打碎；吉士粉用少许开水调开。❷在锅中加入清水和冰糖，中火加热，不停地搅拌直到水分烧干、糖发黏起大泡，接着倒入打碎的李子，边煮边搅拌直到酱汁发黏，再加入吉士粉糊煮一会儿即可。

•功效 清肝利水，促进消化。

梨

梨,又称快果、玉乳,因鲜嫩多汁,酸甜适口,又有"天然矿泉水"之称。

营养成分

梨的果肉含有丰富的果糖、葡萄糖和苹果酸等有机酸,还含有蛋白质、脂肪、钙、磷、铁以及胡萝卜素、维生素B_1、维生素B_2、维生素C、烟酸等多种维生素。

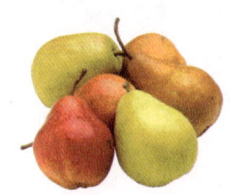

养生功效

◇降低血压 ◇养阴清热 ◇促进食欲 ◇帮助消化
◇利尿通便 ◇预防痛风 ◇缓解秋燥

实用偏方

①治肺结核:去核鸭梨1000克,白萝卜1000克,姜250克,炼乳250克,蜂蜜250毫升。前三料洗净切碎,分别以洁净纱布绞汁。取梨汁和萝卜汁放入锅中,先以武火后以文火煎熬成膏状,加入姜汁以及炼乳和蜂蜜搅匀,继续加热至沸,停火冷却,装瓶备用。每次5克,以沸水冲化(或可再加黄酒少许)饮服,每日1次。

②治肺炎:梨3个,藕1节,荷梗1条,橘络3克,

甘草25克,姜3片,莲心2克,玄参6克。梨、藕及姜分别去皮捣汁;荷梗切碎,玄参切片,与橘络、甘草、莲心一起加水共煎半小时,放温,滤药汁,与梨、藕、姜汁混合即可饮用。

③治风寒咳嗽:白萝卜1个,梨1个,蜂蜜50毫升,白胡椒7粒。将白萝卜、梨洗净,与蜂蜜、白胡椒一起放入碗内,蒸熟。分顿服用。

食用指导

1. 肝炎、肝硬化、肾功能不佳者尤其适合。
2. 脾胃虚寒者、发热的人不宜吃生梨,宜用梨煮水服用。

常用药膳

◀ 京糕雪梨

【原料】雪梨80克,京糕80克,蜂蜜10克。

【做法】❶雪梨、京糕、蜂蜜提前放冰箱,冷藏2小时以上。❷雪梨洗净,去皮,去核,去子,切成薄片,放入开水中烫熟,摆在盘底;京糕切片,整齐放在雪梨上。❸在雪梨和京糕上淋入蜂蜜即可。

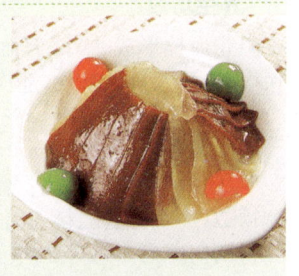

●功效 防癌抗癌。

葡萄

葡萄，原产西亚，西汉张骞出使西域时带回中原。内含糖、矿物质、维生素及多种具有生理功能的物质。

营养成分

葡萄的含糖量达 8%～10%，还含有多种维生素（维生素A、维生素B_1、维生素B_2、维生素B_{12}、维生素C、维生素E等）、多种具有生理功能的物质（糖类、蛋白质、脂肪、胡萝卜素、膳食纤维、卵磷脂、烟碱酸、苹果酸、柠檬酸、烟酸），以及多种矿物质（钙、磷、铁、钾、钠、镁、锰），葡萄所含的钾相当丰富。

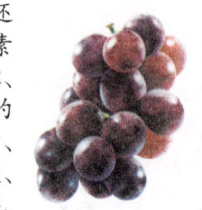

养生功效

◇阻止血栓形成　◇降低血清胆固醇　◇预防心脑血管疾病　◇清除自由基　◇健脾胃

实用偏方

①治风湿性心脏病：葡萄藤20克，合欢花15克，冰糖20克。将前二料入锅，加适量水煎，然后加入冰糖，调匀即可。每日2次。

②治高血压：葡萄汁、芹菜汁各10毫升。将二汁混匀，以开水冲服。每日2次。

③治神经衰弱：葡萄干50克，枸杞子30克。将

二料洗净后,加水800毫升,先用武火煮沸,再以文火煎煮30分钟,待温后喝汤吃葡萄干及枸杞子。每日2次,早晨空腹和夜间临睡时各服用1次。

食用指导

1. 食后不能立刻喝水,否则易腹泻。
2. 应连皮吃,因很多营养成分都存于皮中。
3. 不宜与水产品同食,间隔4小时以上为宜。
4. 糖尿病患者忌食。
5. 葡萄虽然可以补充维生素,但是孕妇要少吃,因为葡萄酸可能会影响钙的吸收,而且葡萄含糖高,会使肚中的羊水增多。

常用药膳

◀ 葡萄绿茶

【原料】葡萄干30克,绿茶3克,蜂蜜10克。

【做法】
1. 将葡萄干洗净,润透。
2. 将葡萄干、绿茶一起放入杯中,加入沸水冲泡约10分钟后,滤去茶渣取茶汤,加入蜂蜜搅拌均匀即可。

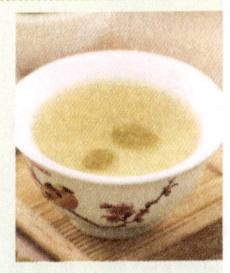

•功效 葡萄味甘酸、性平,有滋阴补血、美容养颜、增强肌肤弹性的功效,与绿茶同饮可有效去除面部多余油脂,使皮肤光洁。

香蕉

香蕉,盛产于热带、亚热带,营养高、热量低,含有丰富的蛋白质、糖、钾、磷、维生素A和维生素C以及膳食纤维。

营养成分

香蕉主要含有蛋白质、糖、碳水化合物、色胺酸、脂肪、维生素(维生素A、维生素B_6、维生素C、维生素E、维生素F)、胡萝卜素、膳食纤维、生物碱及钙、磷、铁、钾等矿物质。更难得的是,香蕉几乎不含胆固醇。

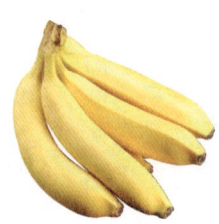

养生功效

◇减轻心理压力 ◇预防中风 ◇治疗手足皮肤皲裂
◇帮助消化 ◇健脑

实用偏方

①治溃疡:香蕉200克,贝壳30克。将香蕉去皮晒干,与贝壳共研末备用。每次饭前服2~3克,每日3次。

②治咯血:香蕉皮、野菊花各30克,冰糖20克。将三料入锅,加适量水用文火煎汤。代茶饮。

③治烫伤:香蕉1个。将香蕉去皮,捣烂即可。挤汁涂敷患处,每日2次。

④治痔疮：香蕉150克。每晚睡前吃香蕉，有止血润便之功效，常吃，对治疗肠热痔疮出血有效。

食用指导

1. 有明显水肿和需要禁盐的病人不宜多吃。
2. 胃酸过多、急性肾炎、慢性肾炎、肾功能不良者勿食；胃痛、消化不良、腹泻者少食。
3. 适合减肥者、发热、口干烦躁、大便干燥、肛裂、痔疮、癌症病人和中毒性消化不良者食用。
4. 香蕉买回后，最好串起来，挂通风处。

常用药膳

◀ 香蕉鱼卷

【原料】香蕉500克，春卷皮4张，三文鱼肉4块（约重300克），盐、胡椒粉、植物油各适量，香槟酒、鱼子酱各少许，鱼汤150毫升，干葱粒50克。

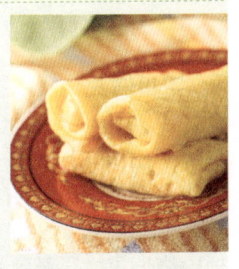

【做法】❶ 将香蕉去皮，压成蓉；鱼块用盐及胡椒粉腌过。❷ 将每张春卷内涂上植物油，分别先铺上一层香蕉蓉，再放上一个鱼块，包成卷，放入烤箱内，用中火烤7~10分钟，取出，放盘中。❸ 将香槟酒、鱼汤、干葱粒、鱼子酱煮浓，淋在鱼卷周围即可。

• 功效 健脾养胃、益智通便。

橙子

橙子，种类很多，颜色鲜艳，酸甜可口，富含维生素C、钙、磷、钾、胡萝卜素，人称"疗疾佳果"。

营养成分

橙子含有丰富的维生素C、胡萝卜素、柠檬酸、橙皮苷以及醛、醇、维生素A、B族维生素、烯类等物质。橙子还含有镁、锌、钙、铁、磷、钾等矿物质，以及膳食纤维与果胶。

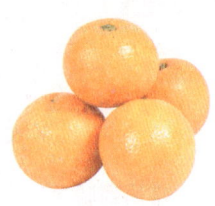

养生功效

◇预防胆囊疾病　◇缓解女性心理压力

实用偏方

①治痛经：橙子肉250克，蜂蜜适量。将橙子肉切碎，用清水浸泡片刻，加水煎沸3分钟，候温，调入蜂蜜即可服用。

②治痔疮：橙子数个（隔年风干者）。将橙子置桶内烧烟熏之，至熟。每日4次，每次食半只。

食用指导

❶空腹时不宜食用。
❷吃橙子前后1小时内不宜喝牛奶。

❸橙皮上一般有保鲜剂,不宜用来泡水。

常用药膳

◀ 鲜橙菠萝汁 ▶

【原料】橙子2个,菠萝2片,西红柿1个,西芹半根,蜂蜜5毫升,柠檬1/3个。

【做法】❶橙子去皮,柠檬去皮去子,将其与菠萝、西红柿、西芹都切成适当大小。❷全部材料放进榨汁机里榨取汁液。❸随喜好往榨出来的果汁中添加蜂蜜。

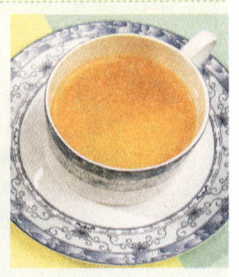

●功效 润肤美颜、抵抗皱纹。

◀ 橙子当归鸡煲 ▶

【原料】橙子、南瓜各100克,鸡腿1只,当归6克,盐、白糖各3克、香菜末适量。

【做法】❶将橙子、南瓜洗净切块;鸡腿洗净斩块氽水;当归洗净备用。❷煲锅上火倒入水,下入橙子、南瓜、鸡肉、当归煲至熟,调入盐、白糖,撒上香菜末即可。

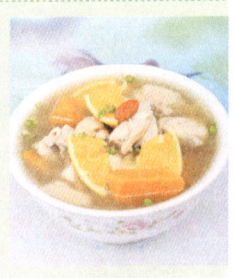

●功效 益血补虚。

草莓

草莓，也叫红莓、地莓，台湾等地区称为士多啤梨。它外观呈心形，鲜美红嫩，果肉多汁，酸甜可口，香味浓郁，人称"果中皇后"。

营养成分

草莓果肉中主要含有果糖、蔗糖、蛋白质、果胶、胡萝卜素，还含有天冬氨酸、草酸钙、鞣酸、柠檬酸、苹果酸、水杨酸及多种维生素，尤其是维生素C含量非常高。

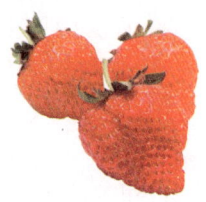

养生功效

◇明目养肝　◇预防便秘　◇预防动脉硬化　◇润肺生津

实用偏方

①治糖尿病：鲜草莓适量。将其洗净，频频食用。

②治干咳：鲜草莓60克，冰糖30克。将二料入锅，一同隔水蒸烂。每日3次分服。

③治贫血：草莓100克，红枣15颗，荔枝干30克，糯米150克。将四料入锅，加适量水熬粥食用。每日1次。

食用指导

❶草莓含较多草酸钙，尿路结石病人不宜多食。

❷脾胃虚寒、肺寒咳嗽者,不宜多食。

常用药膳

◀ 草莓柚奶汁

【原料】草莓50克,葡萄柚1个,酸奶200克,蜂蜜10克,淡盐水适量。

【做法】❶葡萄柚去皮,切成小块;草莓去蒂,放入淡盐水中浸泡片刻,冲洗干净。❷将葡萄柚块和草莓放入榨汁机中,添加适量酸奶,一起搅打成汁。❸将草莓柚奶汁倒入杯中,加入蜂蜜调味,即可直接饮用。

●功效 开胃消食,补血益血。

◀ 西瓜草莓汁

【原料】西瓜2片,草莓10颗,饮用水100毫升。

【做法】❶将西瓜去皮去子,切成块状;将草莓洗净去蒂,切成块状。❷将准备好的西瓜、草莓和饮用水一起放入榨汁机榨汁。

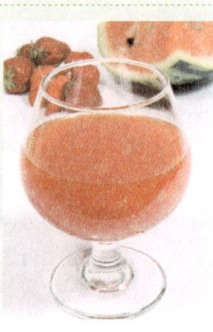

●功效 此款果汁能够消暑去燥,保持肌肤水嫩。

橘子

橘子,常与柑子一起统称"柑橘",颜色鲜艳,酸甜可口。

营养成分

与梨相比,橘子的蛋白质含量是梨的9倍,钙的含量是梨的5倍,磷的含量是梨的55倍,维生素B_1的含量是梨的8倍,维生素B_2的含量是梨的3倍,烟酸的含量是梨的15倍,维生素C的含量是梨的10倍,可谓营养丰富。橘子还含有苹果酸、柠檬酸、琥珀酸、胡萝卜素、果胶、葡萄糖等。

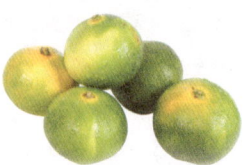

养生功效

◇消除疲劳 ◇加强血管韧性 ◇降血压 ◇扩张心脏冠状动脉 ◇抑制癌细胞

实用偏方

①治心脏病:橘子80克,枳实、姜各15克,丹参10克。将橘子洗净,连皮切块,与后三料加水煎汤。每日1剂,分早晚2次饭前服完。

②治慢性支气管炎:干橘皮3克,茶叶3克。将二料用开水冲泡10分钟即成。每日午饭后服饮3次。

③治胃寒呕吐:橘子100克,姜15克。将橘子连皮切块,同姜一起入锅,加水煎煮后取汁。每日1剂,分

④治咳嗽：未完全熟透的橘子1个，盐10克。橘子去蒂，用筷子刺一个洞，塞入盐，放于炉中慢烤，塞盐的洞口避免沾到灰。烤熟时，塞盐的洞口果汁会沸腾。约5分钟后，取出橘子剥皮食用。

食用指导

① 空腹时不宜食用。
② 吃橘子前后1小时内不要喝牛奶。
③ 肠胃功能欠佳者不宜多食。
④ 适宜老年人、急慢性支气管炎、心血管疾病患者。

常用药膳

◀ 鲜橘汤圆粥

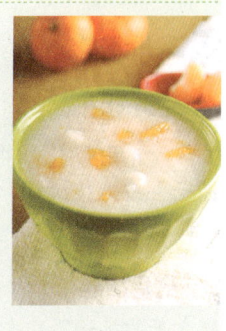

【原料】粳米150克，鲜橘子1个，汤圆5个，白糖10克，冷水1000毫升。

【做法】❶粳米淘洗干净，用冷水浸泡半小时，沥干水分。❷橘子去皮、分瓣。❸粳米放入锅中，加入约1000毫升冷水煮沸，再转入小火熬煮。❹粥煮沸后下入汤圆及白糖，最后下入橘子瓣煮透，即可盛起食用。

• 功效 本方用于治疗妊娠呕吐。

柚子

柚子，也叫文旦，盛产于福建、广东等地。它味道酸甜略苦，富含维生素C及其他营养成分。

营养成分

柚子中维生素C的含量较为丰富，糖的含量也较多，还含有胡萝卜素、维生素B_2、维生素P及钙、铬、磷、铁等多种人体所需的营养成分。此外，新鲜柚子中还含有类胰岛素成分。

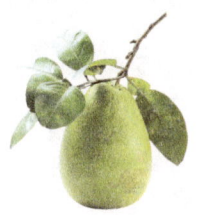

养生功效

◇促进胎儿发育　◇预防贫血症状　◇降低血糖

实用偏方

①治肺热咳嗽：柚子1个，梨1个，冰糖适量。将前二料同煮烂，然后入冰糖调匀即可。每日2～3次。

②治肝硬化：柚子1个，陈皮9克，红糖适量。柚子去皮、核绞汁，陈皮洗净，二料加红糖和水同煎汁饮服。每日1剂。

食用指导

❶太苦的柚子不宜吃。

❷高血压患者不宜食用；身体虚寒者当少食。

哈密瓜

哈密瓜,古称甜瓜、甘瓜,味甘如蜜,奇香袭人。在诸多哈密瓜品种中,以"红心脆""黄金龙"品质最佳。

营养成分

在每100克哈密瓜肉中含有蛋白质0.4克、脂肪0.3克、钙14毫克、磷10毫克、铁1毫克。哈密瓜中的铁含量较之等量的鸡肉多2倍、鱼肉多3倍、牛奶多17倍;维生素的含量比西瓜多4~7倍、比苹果多6倍、比杏多13倍。

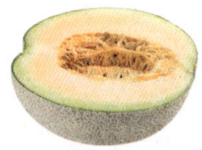

养生功效

◇清凉消暑 ◇生津止渴 ◇清肺热止咳

实用偏方

治肺肾阴虚型肺结核:哈密瓜200克,莲藕100克,绿茶1克,冰糖25克。莲藕、哈密瓜切片,与冰糖加水至500毫升,煮沸3分钟,加入绿茶即可。分2次服。日服1剂。

食用指导

脚气病、黄疸、腹胀、便溏、寒性咳喘患者以及产后、病后的人不宜食用;糖尿病患者慎食。

西瓜

西瓜,又叫水瓜、寒瓜、夏瓜,味甘甜多汁,清爽解渴,不含脂肪和胆固醇,却含有人体所需的几乎各种营养成分。

营养成分

西瓜含水量极大,占91%~93%,是一种消夏解渴佳品,是大众化的夏令多汁瓜果。西瓜还含有蛋白质、葡萄糖、果糖、苹果酸、谷氨酸、胡萝卜素、维生素A、B族维生素、维生素C以及钙、磷、铁等多种人体所需的营养成分。

养生功效

◇清热解暑 ◇除烦止渴 ◇消除肾脏炎症 ◇辅助治疗黄疸 ◇增加皮肤弹性

实用偏方

①治病毒性肝炎:西瓜1个,蒜瓣2个(去皮),砂仁30克。将西瓜开一小盖,去瓜瓤,留瓜皮,再把砂仁、蒜放入,用黄泥涂西瓜,如泥球,在日光下晒干,置木柴火炉上(忌用煤炭),徐徐烘干后去泥,研末装瓶内备用。每日早晚送服15克。

②治伤寒:西瓜1个,蒜适量。西瓜切开蒂部,挖出瓤子,装满蒜瓣,仍以蒂盖好,用纸、黄泥封固,埋于糠火中,煨透取出,研成细粉。每日2次,每次

吞服3克。

③治慢性支气管炎：西瓜1个，姜60克。瓜开一口，姜放瓜中，隔水蒸2小时即成。连汁带瓜分数次吃下。

食用指导

① 刚从冰箱里拿出来的西瓜勿食。
② 糖尿病患者慎食；心衰或肾炎患者，脾胃虚寒、消化不良及有胃肠道疾患的人应少吃。
③ 西瓜做菜的最佳部位是瓜皮。西瓜皮又名翠皮或青衣，削去表层老皮后可切丝、片、块，采用烧、煮、炒、焖等方法烹调。

常用药膳

◀ 西瓜丁粥

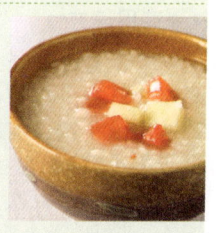

【原料】粳米100克，西瓜瓤、西瓜皮各25克，盐2克，冷水适量。

【做法】❶将西瓜皮削去硬皮及残留瓜瓤，冲洗干净，切成细丁，用盐稍腌；瓜瓤去子，切丁。❷粳米洗净，用冷水浸泡半小时。❸取锅放入冷水、西瓜皮丁、西瓜瓤丁、粳米，先用旺火煮沸，再改用小火煮约45分钟，以盐调味即可。

•功效 清热解暑，利尿消肿。

桑葚

桑葚,又名桑果,早在两千多年前就已是中国皇帝御用的补品。因桑树特殊的生长环境,使桑葚具有天然生长、无任何污染的特点,所以桑葚又被称为"民间圣果"。

营养成分

桑葚含有丰富的活性蛋白、维生素、氨基酸、胡萝卜素、矿物质等成分,营养是苹果的5~6倍、葡萄的4倍。

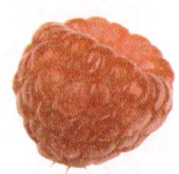

养生功效

◇营养肌肤 ◇明目 ◇促进新陈代谢 ◇治疗糖尿病
◇刺激肠蠕动 ◇解除燥热

实用偏方

①治神经衰弱:鲜桑葚1000克(干品500克),蜂蜜300毫升。将桑葚洗净加水适量煎煮,每30分钟取煎液1次,加水再煮,并取煎液2次;合并煎液再以文火熬浓缩,至较黏稠时加蜂蜜,至沸停火,待冷装瓶备用。每次5克,以沸水冲服。每日2次,连服6~7日。

②治慢性湿疹:桑葚30克,百合30克,红枣10颗,橄榄9克。四种材料共同煎服。每日1剂,连服10~15日。

③治痛经：桑葚（新鲜熟透者佳）2500克（取汁），玉竹、黄精各50克，天花粉、淀粉各100克，熟地黄50克。将熟地黄、玉竹、黄精先用水浸泡，文火煎取浓汁500毫升。入桑葚汁，再入天花粉、淀粉，文火收膏。每次服30毫升，每日3次。

食用指导

1. 未成熟桑葚不能吃。
2. 脾虚便溏者、糖尿病患者忌食；儿童不宜多食。
3. 桑葚不要和螃蟹一起食用，会影响营养素的吸收利用。桑葚和鸭蛋一起食用，会导致胃痛和消化不良。

常用药膳

◀ 桑葚牛骨汤

【原料】牛排骨350克，桑葚子、枸杞各适量，盐少许。

【做法】❶牛排骨洗净，斩块后氽去血水；桑葚子、枸杞洗净泡软。❷汤锅加入适量清水，放入牛排骨，用大火烧沸后撇去浮沫。❸加入桑葚子、枸杞，改用小火慢炖2小时，最后调入盐拌匀即可。

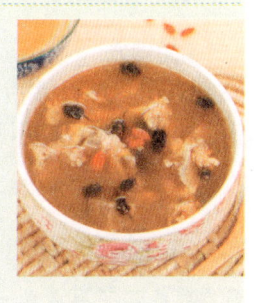

•功效 明目强肝。

柿子

柿子,甜腻可口,营养丰富,所含维生素和糖分比一般水果高1~2倍。

营养成分

柿子含糖量较高,还含有碳水化合物、单宁、柿胶粉、蛋白质、脂肪、维生素C和胡萝卜素等多种营养成分。另外,柿子的磷、铁、锌、铜、钙、碘等微量元素的含量也很高。

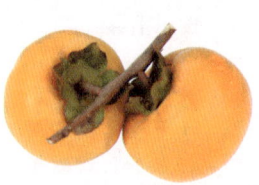

养生功效

◇预防心血管硬化 ◇甲状腺肿大 ◇养肺胃 ◇止血

实用偏方

①治呃逆:柿霜18克。取柿子上之白霜,每次6克,开水送下,3小时1次。

②治急性菌痢:柿子500克。将其洗净切片晒干,炒黄研末。每次5克,开水送服,每日3次。

食用指导

❶空腹吃柿子易患胃柿石症;宜在饭后吃,且尽量少食柿皮。

❷不宜与螃蟹同吃。

枇杷

枇杷，也叫金丸、卢橘，因果形状似琵琶而得名。它清香鲜甜，略带酸味。

营养成分

枇杷中含有丰富的胡萝卜素、有机酸、苦杏仁苷、B族维生素、维生素C、糖类、脂肪、蛋白质、苹果酸、柠檬酸等多种人体所需的营养成分，还含有钙、磷、钠、铁等对人体新陈代谢非常有益的微量元素。

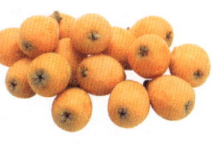

养生功效

◇增进食欲 ◇帮助消化吸收 ◇止渴解暑 ◇润肺止咳

实用偏方

治小儿咳喘：新鲜成熟枇杷10个，蜂蜜50毫升，凉开水适量。将枇杷洗净，去果蒂、核，切成小块，放入搅拌机中搅成泥状。然后冲入凉开水调匀倒出，用清洁纱布过滤，去渣取汁，冲入蜂蜜调匀。每次饮服50~100毫升，每日3~4次。

食用指导

1. 枇杷仁有毒，不可食用。
2. 糖尿病患者、脾虚泄泻者忌食。

荔枝

荔枝,果中佳品,味道鲜美甘甜,口感软韧,富含糖分、蛋白质及多种维生素。

营养成分

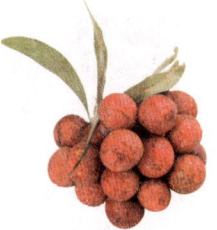

荔枝含有丰富的糖分、蛋白质、脂肪、柠檬酸、果胶、维生素B_1、维生素B_2、烟酸、维生素C以及磷、铁等。

养生功效

◇补脑健身 ◇开胃益脾 ◇促进食欲 ◇防止雀斑

实用偏方

①治痉挛:荔枝数个。将荔枝连皮核烧存性,研成细末即成。每日1剂,用白开水送服。

②治支气管哮喘:荔枝干肉25克(鲜品50克),红茶1克。将二料加开水300毫升,泡5分钟即可。每日1剂,分3次服。

③治胃痛:荔枝5个,白酒50毫升。将荔枝去皮后,浸入白酒中,加水200毫升,煮沸10分钟即成。每日1剂,分2～3次服。

食用指导

❶产妇、老人、体质虚弱者、病后调养者及贫血、胃

寒和口臭者十分适合。

❷ 有上火症状者不宜食用。

❸ 吃荔枝前后适当喝点盐水、凉茶或绿豆汤,可以防止虚火,还具有醒脾消滞的功效。

常用药膳

◀ 荔枝粥

【原料】干荔枝肉 50 克,山药、莲子各 10 克,大米 50 克。

【做法】❶ 干荔枝肉、山药、莲子洗净,入锅,加水煮至软烂。❷ 大米淘净,入锅,同前三料共煮成粥。

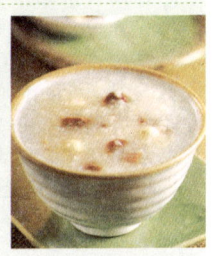

• 功效 温肾健脾、固肠止泻,适用于小儿五更泻。

◀ 荔枝牛肉

【原料】牛肉 200 克,荔枝 50 克,上海青 250 克,盐、味精各 3 克,番茄酱 8 克,水淀粉 15 克。

【做法】❶ 牛肉洗净,切块,用盐、水淀粉腌渍;荔枝去壳,取肉;上海青洗净,对切,焯水。❷ 油锅烧热,入牛肉滑熟,加荔枝炒一下,放盐、味精、番茄酱炒匀。❸ 将牛肉放在上海青上即可。

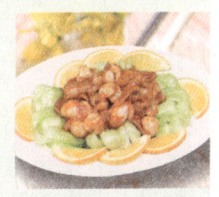

• 功效 提神健脑

桂圆

桂圆,亦名龙眼、益智、骊珠等,因种子圆黑光泽,种脐突起呈白色,看似"龙"眼而得名。新鲜桂圆肉质极嫩,汁多甜蜜,烘成干果后即可入中药。

营养成分

桂圆的果肉中含碳水化合物、蛋白质、脂肪、粗纤维、维生素C、烟酸和维生素K等多种营养成分,同时还含有灰分、钙、磷等微量元素。其中,烟酸和维生素K的含量很高,是其他水果少有的。桂圆的糖分很高,包括可以被人体直接吸收的葡萄糖。

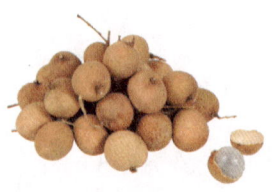

养生功效

◇补血安神 ◇健脑益智 ◇辅助治疗神经衰弱 ◇抗菌、抑制癌细胞 ◇降脂护心

实用偏方

①治斑秃:桂圆肉400克,蜂蜜适量。将桂圆肉放入锅内干蒸30分钟取出,置阳光下晒2小时,第二天按以上方法再蒸再晒,如此重复5次,然后加适量水和蜂蜜,用文火炖熟后服用。

②治失眠:桂圆肉200克,60度白酒400毫升。

将桂圆肉浸泡于白酒中,每日摇动1次,15天即可。饮酒食桂圆肉。

③治胃下垂:桂圆肉50克,鸡蛋1个。将鸡蛋打入碗内,不要搅散,蒸至蛋白凝固、蛋黄未熟时,放入桂圆肉,再蒸10分钟即可。每日1剂。

食用指导

1. 疯人果也叫龙荔,形似桂圆,外壳平滑无鳞斑状,有毒,购买时应注意区分。
2. 桂圆属温热食物,多食易滞气,有上火发炎症状的人不宜食用。
3. 怀孕后不宜过多食用桂圆,否则容易导致流产。
4. 桂圆特别适合四肢乏力、心绪不宁、记忆力减退者食用。

常用药膳

◀ 桂圆红枣粥

【原料】桂圆6个,红枣3颗,大米60克。

【做法】❶将桂圆剥去果皮,去核取肉。❷红枣、大米洗净,入锅,加水适量,放入桂圆肉,一并煮粥。

•功效 养心安神、健脾补血,适用于心血不足的心悸、神经衰弱、自汗盗汗等症。

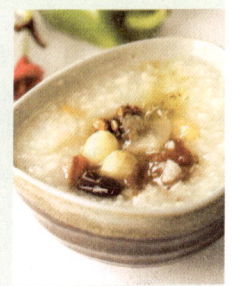

红枣

红枣,又名大枣,"五果"(桃、李、梅、杏、枣)之一,维生素含量颇高。

营养成分

红枣含较多蛋白质、芦丁、葡萄糖、果糖、脂肪、碳水化合物、有机酸和多种维生素及钙、磷、铁等矿物质。每100克红枣中维生素C的含量高达380～600毫克,维生素E的含量也是百果之冠。

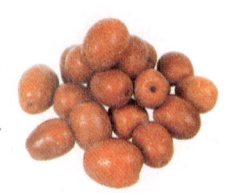

养生功效

◇抑制癌细胞 ◇软化血管 ◇降低血压 ◇促进白细胞生成 ◇保护肝脏

实用偏方

①治高脂血症:红枣、红糖各30克,山楂片300克,米酒1000毫升。红枣、红糖、山楂片入米酒中浸10天,每日摇动1次,以利药味浸出。每晚睡前取30～60毫升饮服。

②治肝肾亏损型肝炎:红枣10颗(去核),五味子9克,冰糖适量。三料加入开水同炖,去渣饮汁。

③治心绞痛:红枣2颗,酸梅1个,杏仁7粒。将三料洗净,酸梅、红枣去核,同杏仁一道捣烂。男

子用黄酒送服,女子用醋送服。

食用指导

1. 生枣皮不易消化,勿食。
2. 有宿疾者应慎食,脾胃虚寒者不宜多吃。
3. 红枣的枣皮营养丰富,炖汤时连皮一起烹调,但应去枣核。
4. 红枣虽好,但吃多了会胀气。生鲜红枣进食过多易腹泻并伤脾胃,应控制食量。
5. 不要使用普通的洗涤剂清洗红枣,洗涤剂本身含有的化学成分容易残留在红枣上,对人体健康不利。最好的办法是用盐水冲洗红枣。

常用药膳

◀ 红枣桂圆猪皮汤

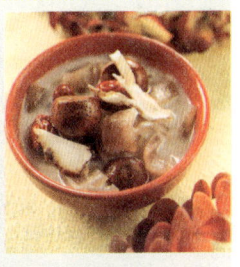

【原料】红枣15颗,猪皮500克,当归20克,桂圆肉30克,盐少许,冷水2000毫升。

【做法】❶红枣去核,洗净;当归、桂圆肉洗净。❷尽量剔除黏附在猪皮上的脂肪,切块,洗净,焯水。❸瓦煲内注入冷水2000毫升,煮沸后加入以上食料,煲沸后改用小火煲3小时,加盐调味即可。

•功效 补血、明目、润燥,防治贫血症。

杧果

杧果,又名芒果、檬果,热带水果之王。它外形多样,皮色多种,果肉酸甜不一,有香气,汁水多而果核大。

营养成分

杧果含有糖、蛋白质、杧果酮酸、胡萝卜素及多种维生素等营养成分,其中又以维生素A和维生素C的含量最高。同时,杧果还含有钙、磷、铁等人体所必需的微量元素。

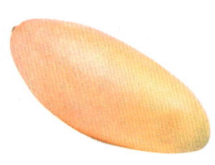

养生功效

◇有益于视力 ◇润泽皮肤 ◇提高脑功能 ◇祛痰止咳

实用偏方

①治慢性咽炎:杧果2个,白糖适量。杧果洗净去皮、核,切片放入锅内,加入适量水,煮沸15分钟,加入白糖搅匀即成。代茶频饮。

②治肺脓肿:未成熟的杧果2~3个,陈皮半个,猪肉150克。将杧果洗净,切开晒干,与陈皮、猪肉共置砂锅中,文火煲汤,煲3小时即成,分2~3次服完。

食用指导

❶避免与蒜等辛辣食物同食。

❷过敏体质者慎食;皮肤病、肿瘤、糖尿病患者忌食。

常用药膳

◀ 杧果刨冰

【原料】杧果2个,刨冰1碗,果糖半杯。

【做法】❶杧果洗净、去皮,将果肉切丁,先放在碗内,拌入果糖搅匀。❷刨冰放盘内,放上杧果即成。

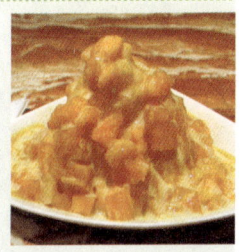

•功效 清热消暑,护目养颜。

◀ 杧果薏仁优酪乳

【原料】杧果半个,酸奶1盒,薏米100克。

【做法】❶薏米淘洗净、提前清水浸泡2小时,加水入锅煮至熟透、汤汁浓稠。凉凉后放入冰箱备用。❷杧果去皮,切成小块后摆入杯中。❸将酸奶与薏米汤汁混合均匀,浇于杧果上食用。

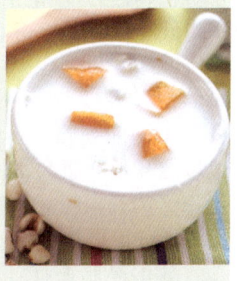

特别提示

杧果汁多味美,可制罐头和果酱,亦可酿酒。

食物养生

猕猴桃

猕猴桃，又名毛桃、藤梨、猕猴梨，因猕猴喜食而得名。它的维生素C含量极高，被誉为"维C之王"。

营养成分

猕猴桃中维生素C的含量极高，每100克新鲜猕猴桃中维生素C含量为62毫克，1个猕猴桃能提供一个人一天维生素C需求量的2倍多，因此该水果被誉为"维C之王"。

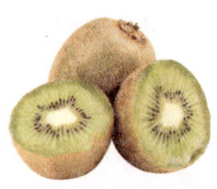

养生功效

◇防止癌症　◇稳定情绪　◇帮助消化　◇防止便秘
◇降低胆固醇，促进心脏健康

实用偏方

①治前列腺炎：鲜猕猴桃1个。去皮，捣烂后加适量温开水冲服，每日1～2次，连服2周。

②治妊娠呕吐：鲜猕猴桃90克，姜9克。将猕猴桃果肉和姜同捣烂挤汁。每日早晚各饮1次。

③治高脂血症：鲜猕猴桃2～3个。剥皮，榨汁饮用；也可剥皮后直接食用。每日1次，常服有效。

④治疖肿、跌打损伤：鲜猕猴桃根150克，白酒少许。取猕猴桃根60克切碎，加水煎服，同时，将剩

余猕猴桃根捣烂,放白酒,置火上加热,将药敷于患处,一日换药2次。主治疖肿、跌打伤。(经验方)

食用指导

1. 食用后不能立即喝牛奶或吃其他乳制品,以免出现腹泻症状。
2. 脾胃虚寒者少食。
3. 应将猕猴桃放软后再食用,否则酸涩难食。
4. 空腹时不宜食用,以饭前饭后1~3个小时食用为宜。
5. 儿童食用时一定要防止过敏。

常用药膳

◀ 蛋酥猕猴桃

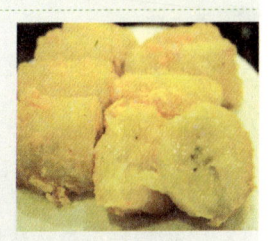

【原料】猕猴桃500克,精面粉、白糖各200克,鸡蛋2个,花生油300毫升。

【做法】❶猕猴桃洗净去皮,对半切开,再切片。❷鸡蛋磕于碗内,抽打起泡,调面粉,加熟花生油30毫升,制成蛋面糊。❸炒锅放火上,倒入花生油,烧至七成热时,将猕猴桃逐片挂面糊下锅,炸至金黄色,捞起装盘。❹原锅放火上,锅里留油15毫升,加入清水、白糖,溶成糖液,将糖液淋于炸好的猕猴桃片上即成。

• 功效 健脾利湿、益心养阴。

菠萝

菠萝,也叫凤梨,盛产于热带、亚热带,果形美观,汁多味甜,有特殊香味。

营养成分

菠萝中含有蛋白质、原糖、蔗糖、碳水化合物、有机酸、氨基酸、胡萝卜素、膳食纤维、烟酸、脂肪、维生素A、B族维生素、维生素C、维生素E等。此外,还含有铁、镁、钾、钠、钙、磷等矿物质。

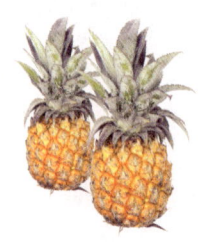

养生功效

◇消除炎症和水肿　◇健胃消食　◇补脾止泻

实用偏方

①治糖尿病:菠萝1个。将菠萝去皮,切碎,榨汁。代茶饮。

②治慢性肝炎:菠萝罐头250克,白醋少许,琼脂(泡发好的)200克,白糖250克,盐、水各适量。将菠萝切成片,分摆在10个小茶碗内;将白糖、白醋、水、盐、琼脂和罐头水放碗中,上笼蒸溶化,稍凉,分倒茶碗内,然后入冰箱冷冻。食时扣出,每次服食10~15克,每日2~3次。

③治中暑：鲜菠萝1～2个。将菠萝去壳皮，切碎，捣如浆即成。随意灌服。

食用指导

1. 吃菠萝时，先把果皮削去，挖尽果丁，然后切开在盐水中浸洗，可使菠萝味更甜，又能使有机酸分解在盐水里，避免中毒。
2. 发热、湿疹、疥疮患者不宜多吃。
3. 溃疡病、肾脏病患者及凝血功能障碍者不宜食用。
4. 菠萝和鸡蛋不能一起吃，鸡蛋中的蛋白质与菠萝中的果酸结合，易使蛋白质凝固，影响消化。

常用药膳

◀ 烩什锦果羹

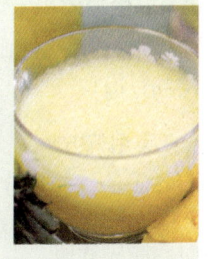

【原料】菠萝、苹果、鸭梨、香蕉、柿饼各100克，樱桃10颗，荔枝、京糕、白糖各50克，葡萄干、藕粉、糖桂花各适量。

【做法】❶将菠萝、苹果、鸭梨、香蕉、荔枝洗净，去皮除核，切成丁。❷将柿饼、京糕均切成碎丁。❸炒锅上火，放入清水、白糖烧沸，用勺撇去浮沫，再放入各种果丁及葡萄干、糖桂花，煮沸，用藕粉勾芡，出锅装入汤碗内，再放入樱桃、京糕丁即成。

·功效 滋补润肺、生津止渴，适用于骨质疏松等症。

山楂

山楂,也叫山里红、红果、胭脂果,有很高的营养和医疗价值。

营养成分

山楂含有大量胡萝卜素、钙质、红色素、山楂酸、果胶、解脂酶及多种药用成分,维生素C的含量极高,比柑橘类水果高2~3倍,比苹果高出17倍;胡萝卜素单位含量是苹果的10倍,仅次于杏。山楂叶中含有丰富的黄酮类化合物(达2%左右),为果实含量的20倍以上。

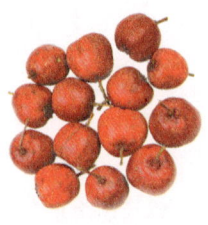

养生功效

◇扩张血管 ◇活血化瘀 ◇治疗跌打损伤 ◇防老抗癌 ◇开胃消食

实用偏方

①治高脂血症:山楂12克,柿子叶10克,茶叶3克。三料以沸水浸泡15分钟即可。每日1剂,不拘时,频频饮服。

②治高血压:山楂10克。将其洗净,置于大茶杯中,用滚水冲泡,代茶饮用。每日1次,长饮有效。

③治慢性肝炎:山楂250克,丹参500克,枸杞

子250克,蜂蜜适量。先将前三料药浸泡2小时,煎成药液,滤去药渣。再把蜂蜜兑入砂锅内,以文火煮开30分钟。待蜜汁与药液溶合成黏稠状时离火,冷却后装入容器内密封保存。每日3次,每次服5克。

食用指导

1. 山楂味酸,加热后会变得更酸,食用后当立即漱口刷牙。
2. 非临产孕妇勿食,可能诱发流产;脾胃虚弱者、血糖过低者、儿童少食。

常用药膳

◀ 山楂纤体茶

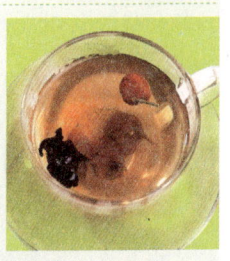

【原料】山楂5克,丁香3粒,柠檬香茅3克,冰糖适量,开水500毫升。

【做法】先将所有茶材放入壶中,注入热开水,静置5分钟,再加入适量冰糖调味后即可饮用。

· 功效 促进脂肪代谢,减肥健体。

特别提示

想要将山楂去核需要保证山楂果体的完整,可以用钢笔或圆珠笔的笔帽对准山楂果体的中心,使劲摁下去,即贯穿一个空心洞来,山楂核即可随皮去掉。

椰子

椰子，是热带水果，椰汁清如水甜如蜜，饮之甘甜可口；椰肉芳香滑脆，柔若奶油。果实越成熟所含蛋白质和脂肪越多。

营养成分

椰肉的含油量约为35%，油中的主要成分为癸酸、棕榈酸、油酸、月桂酸、脂肪酸、游离脂肪酸及多种甾醇物质。

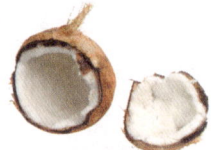

养生功效

◇清凉消暑 ◇生津止渴 ◇补益脾胃 ◇杀虫消疳
◇强心益气 ◇止呕止泻

实用偏方

治肌肤水肿、小便短赤：椰子1个。将其去外皮，锯开壳取汁饮用。每日3次。

食用指导

❶体内热盛、长期睡眠不佳、爱吃煎炸食物者少食或不食。

❷新鲜椰汁呈乳白色，汁液浓稠，油脂丰富，香味四溢。变坏的椰汁，有强烈酸味，汁液中呈凝固状，不宜食用。椰汁很容易变质，购买时要特别留意。

常用药膳

◀ 椰子杏仁鸡汤

【原料】椰子1只,杏仁20克,鸡腿肉45克,盐、香菜末适量。

【做法】❶将椰子汁倒出;杏仁洗净;鸡腿肉洗净斩块备用。❷净锅上火倒入水,下入鸡块汆水洗净待用。❸净锅上火倒入椰子汁,下入鸡块、杏仁烧沸煲至熟,调入盐,撒上香菜末即可。

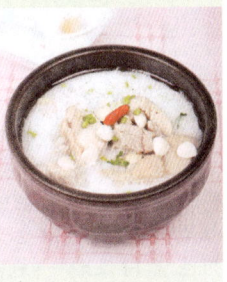

•功效 益气养血。

◀ 椰子鹌鹑汤

【原料】鹌鹑1只,椰子1个,银耳15克,红枣、枸杞各适量,盐2克。

【做法】❶鹌鹑治净;椰子洗净,取肉;银耳、红枣、枸杞均洗净,泡发。❷锅注水烧开,放入鹌鹑汆水。❸炖盅注适量清水,下入鹌鹑、椰子肉、红枣、枸杞、银耳,大火煲沸后改小火煲2小时,加盐调味,盛入椰壳即可。

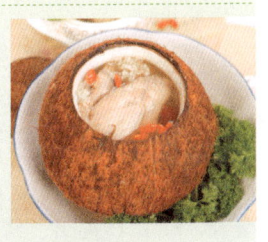

•功效 清肺胃热。

柠檬

柠檬，又称柠果、洋柠檬、益母果等，果实汁多肉脆，芳香浓郁，富含柠檬酸，多用来调制饮料、菜肴或制成化妆品和药品。

营养成分

柠檬的果皮有种芳香气息，果汁酸而提神，适合压制饮料，营养价值很高。柠檬富含柠檬酸、维生素C、B族维生素、维生素P、维生素H及钙、铁、钾、钠等多种人体所需的营养素和矿物质。

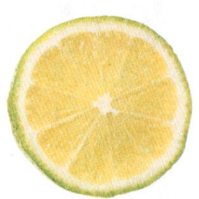

养生功效

◇阻止肾结石形成　◇促进胃肠蠕动　◇美白肌肤
◇安胎止呕

实用偏方

①治呃逆：柠檬1个，白酒500毫升。柠檬浸酒后去皮食。

②治肺热咳嗽：鲜草莓汁、柠檬汁、生梨汁各50毫升，蜂蜜15毫升。将四料混合调匀，分2次服食。

③治经期乳胀、月经过多：鲜柠檬6个，蜂蜜少许。将柠檬洗净榨汁，加蜂蜜，添水成200毫升。每日代茶饮，1次喝完。

食用指导

1. 因太酸而不宜鲜食，宜配菜、榨汁。
2. 胃溃疡、胃酸过多者不宜食用；龋齿、糖尿病患者忌食。

常用药膳

◀ 柠檬速溶饮

【原料】鲜柠檬500克。
【做法】取鲜柠檬果肉切碎，以洁净纱布绞取汁液，入锅加适量水，先以武火煮沸，后改以文火慢慢熬煮成膏，装瓶备用。

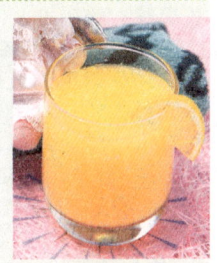

• 功效 祛暑除烦、生津止呕，适用于中暑呕恶、口渴烦躁等症。

◀ 柠檬鸡汤

【原料】鸡450克，柠檬、蜜枣、枸杞各20克，盐4克，鸡精3克。
【做法】❶鸡治净，切块，余水；柠檬洗净，切片；枸杞洗净，浸泡。❷锅中注水，放入鸡、蜜枣、枸杞慢炖。❸待鸡肉熟烂之后，放入柠檬小火稍炖，加入盐和鸡精调味，出锅装入炖盅即可。

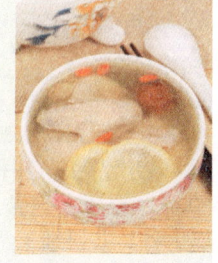

木瓜

木瓜,是岭南四大名果之一。作为水果食用的木瓜实际是番木瓜,又名乳瓜、番瓜、文冠果,果皮光滑美观,果肉厚实细致、香气浓郁、汁水丰多、营养丰富。

🌱 营养成分

木瓜富含17种以上蛋白质及氨基酸:如糖分、齐墩果酸、有机酸、苹果酸、酒石酸、枸橼酸、皂苷、黄酮类、氧化氢酶、脂肪酶。木瓜还含有木瓜蛋白酶、番木瓜碱、膳食纤维以及多种维生素及钙、铁等。木瓜中维生素C的含量是苹果的48倍,半个中等大小的木瓜足够供成人一天所需的维生素C。

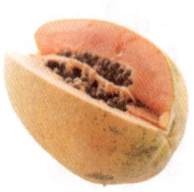

🐑 养生功效

◇健脾消食　◇健美双腿　◇美白肌肤　◇护肝降酶

📖 实用偏方

①治脐下痛:木瓜120克,小茴香90克,青皮60克,蜂蜜适量。前三料共研细末,炼蜜为丸,如梧桐子大。每次6颗,每日3次,饭后温酒送服。

②治踝关节扭伤:大黄150克,木瓜、蒲公英各60克,栀子、地鳖虫、黄柏、乳香、没药各30克。以上各料共研细末,用凡士林调敷。每日1次,3～5

日为1个疗程。

③治粘连性肠梗阻：木瓜、牛膝各50克，白酒500毫升。前二料药浸于白酒中，7日后便可饮用。每晚睡前饮1次，每次饮量可根据个人酒量而定，以能耐受为度。上述药量可连续浸泡3次。

食用指导

1. 丰胸用青木瓜效果最好。
2. 营养缺乏、消化不良、肥胖和产后缺乳者更宜常食。
3. 木瓜中的番木瓜碱对人体有小毒，每次食量不宜过多。

常用药膳

◀ 木瓜花生猪尾汤

【原料】猪尾750克，木瓜750克，花生仁50克，莲子25克，芡实50克，香油、盐适量，冷水3000毫升。

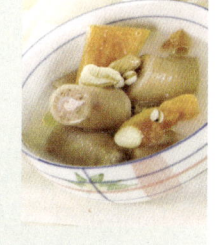

【做法】❶将猪尾去毛，刮洗干净，斩成中段，用开水煮约5分钟后漂净。❷选用半生熟的木瓜，削皮去瓤，切成大块；花生仁、莲子、芡实分别淘洗干净。❸煲内倒入3000毫升清水烧至水开，将以上用料放入。先用武火煲30分钟，再用中火煲60分钟，后用小火煲90分钟即可。❹煲好后，取出药渣，放香油、盐调味。

•功效　清热安神，润肺止咳，补钙壮骨。

无花果

无花果,亦名天生子、文仙果、蜜果、奶浆果等,成熟时软烂,味甘无核。含有多种氨基酸、维生素、矿物质、柠檬酸、脂肪酸、蛋白酶等多种成分,有很好的食疗功效。

营养成分

无花果除含有人体必需的多种氨基酸、糖类、维生素、矿物质、无机盐外,还含有苹果酸、柠檬酸、延胡索酸、琥珀酸、奎宁酸、脂肪酶、蛋白酶、水解酶等多种营养成分。

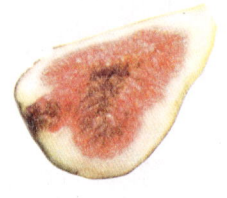

养生功效

◇降低血压 ◇预防冠心病 ◇防癌抗癌 ◇促进食欲
◇润肠通便 ◇利咽消肿

实用偏方

①治白癜风:无花果叶、白酒各适量。无花果叶切细,浸酒7日,以药酒擦患处。每日3次。

②治痔疮:无花果叶40克。加水煎取1000毫升,趁热熏肛门痔疮,待水温降至约38℃时,淋洗患处。每日1次,5~10日为1个疗程。

③治腹泻:无花果鲜叶60克,红糖适量。无花果鲜叶切碎,加入红糖同炒研末,以开水送服,一次喝下。

④治便血:无花果6颗,蜂蜜50毫升,大米100克。先将大米淘净煮粥,加入无花果(去皮)、蜂蜜,再煮沸5分钟即可。温热服食,每日1次,10日为1个疗程。

食用指导

1. 脑血管意外、脂肪肝、正常血钾性周期性麻痹等患者不宜食用。
2. 大便溏薄者不宜生食。

常用药膳

◀ 无花果木耳猪肠汤

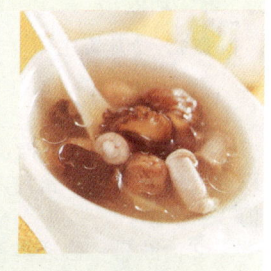

【原料】无花果50克,黑木耳20克,荸荠100克,猪大肠400克,猪瘦肉150克,蜜枣3颗,花生油15克,淀粉20克,盐5克,冷水2000毫升。

【做法】❶将无花果、黑木耳洗净,浸泡1小时;荸荠去皮,洗净。❷猪大肠翻转,用花生油、淀粉反复搓擦,以去除秽味及黏液,冲洗干净,飞水。❸将冷水2000毫升放入瓦煲内,煮沸后加入前6种用料,武火煲滚后改用文火煲3小时,加盐调味即可。

•功效 健胃清肠,行滞通便。适用于高血压、高血脂、癌症术后或大肠热盛引起的便秘。

杨梅

杨梅,也叫龙睛、朱红,中国特产水果之一。果实色泽鲜艳,汁液多,甜酸适口。

营养成分

杨梅营养丰富,除含有葡萄糖、柠檬酸、乳酸、苹果酸、果糖及蜡质等物质外,还含有多种有机酸和维生素,其中以维生素C最为丰富。杨梅的果仁中含有氰氨类、脂肪油。

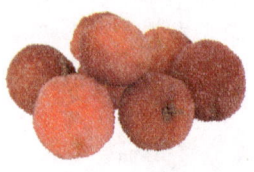

养生功效

◇降血脂 ◇开胃生津 ◇消食解暑 ◇治疗痢疾、腹痛

实用偏方

①治中暑:鲜杨梅、白酒适量。杨梅浸入白酒中,以浸没杨梅为准,密封。每次酌量饮酒,同时吃浸杨梅2~3颗。

②治眩晕:熟透鲜杨梅、米酒各适量。用干净纱布绞取鲜杨梅汁液,加入等量米酒,拌匀即成。成人每次饮30~60毫升,早晚各1次。

③治食积不化:杨梅若干,盐适量。杨梅洗净后,用盐腌制备用,越久越好。用时取数颗泡开水服。

④治腹寒冷痛:成熟杨梅若干,高粱酒适量。选

上好杨梅洗净,浸入高粱烧酒中(酒量以浸没杨梅为度),密封1周备用。需要时食杨梅2~3颗或饮服杨梅酒5毫升。

食用指导

1. 食后应及时漱口刷牙。
2. 忌与生葱同食。
3. 溃疡病患者慎食;牙痛、胃酸过多、上火的人少食;糖尿病患者忌食。

常用药膳

◀ 绿豆杨梅糯米粥

【原料】绿豆、杨梅各适量,糯米80克,白糖10克。
【做法】❶糯米、绿豆洗净泡发2小时;杨梅用淡盐水洗净。❷锅置火上,注入清水,放入绿豆、糯米煮至熟烂。❸再放入杨梅煮至粥成后,调入白糖入味即可食用。

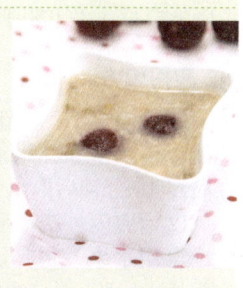

·功效 此粥酸甜可口,是食欲不振者的粥补佳品。

特别提示

杨梅果实除鲜食外,还可加工成糖水杨梅罐头、果酱、蜜饯、果汁、果干、果酒等食品,其产品附加值成倍提高。

阳桃

阳桃,也叫五棱子、羊桃、洋桃等,果皮呈蜡质,果肉黄亮,爽甜多汁。阳桃含有大量挥发性成分,带有一股清香。

营养成分

阳桃含有微量脂肪、蛋白质,含蔗糖、果糖、葡萄糖等。此外,阳桃还含有苹果酸、柠檬酸、草酸及维生素B_2、维生素C等。

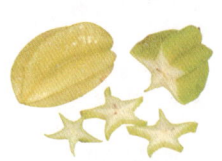

养生功效

◇降低血脂 ◇保护肝脏 ◇降低血脂 ◇促进消化和睡眠

实用偏方

①治消化不良:新鲜阳桃1个,红醋50毫升。将阳桃以清水洗净,用水果刀一分为二,放入杯中,加红醋浸10分钟后取出,慢慢嚼服。

②治腹泻:新鲜阳桃100克,白糖50克。将阳桃洗净,用水果刀将其切开,摆入盘中,将白糖均匀撒在阳桃上,腌30分钟后,慢慢嚼服。

食用指导

① 适合一般人食用,心血管病患者或肥胖者尤其适合。
② 每次1/2个。脾胃虚寒、腹泻者少食。

山竹

山竹,原名莽吉柿,幽香气爽,滑润而不腻滞,与榴梿齐名,号称"果中皇后"。

营养成分

山竹果肉含有丰富的膳食纤维、糖类、维生素及镁、钙、磷、钾等微量元素,对人体有很好的补养作用。

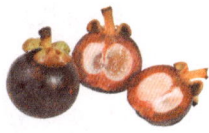

养生功效

◇润燥 ◇清凉解热

实用偏方

治小儿发烧:山竹花根适量。研末,每次取3克,每日2次,以冷开水送服。

食用指导

① 一般人都可食用。
② 肥胖者及肾病、心脏病患者少食;糖尿病患者忌食。体质虚寒者少吃尚可,多吃不宜。
③ 每天3个,过多会引起便秘。若不慎吃过量,可用红糖煮姜茶解之。
④ 勿和西瓜、豆浆、啤酒、白菜、芥菜、苦瓜、冬瓜、荷叶等寒凉食物同吃。

樱桃

樱桃,也称莺桃、含桃、荆桃等,果实色泽红艳,玲珑如玛瑙,味道甘甜而微酸,可鲜食,可腌制。

营养成分

每100克樱桃可食部分中含碳水化合物12.3～17.5克,其中糖分11.9～17.1克、蛋白质11～16克、有机酸10克;含多种维生素,维生素C的含量超过苹果和柑橘;胡萝卜素含量为苹果的27倍;含较多的钙、磷、铁,其中铁的含量在水果中居首位,比苹果、梨、柑橘高20多倍。

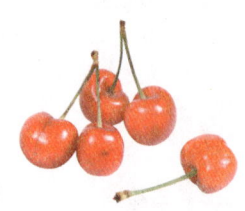

养生功效

◇增强体质 ◇健脑益智 ◇调中益气 ◇健脾和胃
◇祛风湿 ◇养颜驻容

实用偏方

①治痛经:樱桃叶(鲜、干品均可)20～30克,红糖20～30克。二者用水煎取液300～500毫升,加入红糖溶化,1次顿服。经前服2次,经后服1次。

②治小儿麻疹:樱桃核30个,葱白连根1个,白糖适量。将樱桃核捣烂,与葱白同水煎,加白糖调味。每日2次,连服3～4日。

③治皮肤干燥、瘙痒：樱桃300克，红葡萄酒100毫升，白糖50克，冷水200毫升。樱桃洗净，去梗，去核，放入榨汁机中搅打成汁备用；锅内注入冷水，加入白糖烧煮，待糖液呈半透明状时，倒入红葡萄酒，继续烧煮两三分钟，使汁液稍稍变稠，然后将樱桃汁加入糖酒汁内，搅拌均匀，待汁液冷却后，放入冰箱冰镇片刻，即可取出饮用。每周1~2次。

食用指导

1. 樱桃适宜生食，或者制成果汁。
2. 樱桃性温热，热性病及虚热咳嗽者忌食。

常用药膳

◀ 木瓜煮樱桃

【原料】樱桃300克，木瓜30克，冰糖20克。

【做法】❶将樱桃去杂质，洗干净；木瓜润透，切片；冰糖打碎成屑。❷将樱桃、木瓜同放锅内，加水500毫升，置武火上烧沸，再用文火煮25分钟，加入冰糖即成。

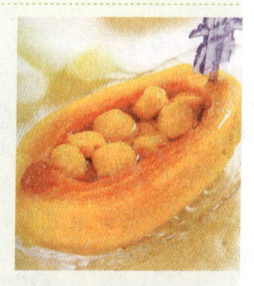

•功效 舒经活络、祛风湿邪，适用于风湿疼痛、瘫痪、四肢麻木、冻疮等病症。

榴梿

榴梿,热带水果之王,成熟果肉淡黄,黏滑多汁,酥软味甜,吃起来有陈乳酪和洋葱味。初尝有异味,继食清凉甜蜜,回味甚佳,故有"流连(榴梿)忘返"的美誉。

营养成分

榴梿果实中碳水化合物、糖、蛋白质、脂肪、膳食纤维、B族维生素等营养物质含量相当丰富,铁、钾、钙等微量元素的含量也相当高。

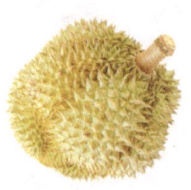

养生功效

◇滋养强身 ◇治心腹冷痛 ◇补养身体 ◇促进食欲

实用偏方

①治上火:榴梿壳煎淡盐水服用。1日2次。
②治肾亏:榴梿壳晒干、煮汤。常喝。

食用指导

❶食后多喝开水可助消化,或吃几只山竹以败火。
❷病后及妇女产后可用以补养身体。
❸气管敏感、喉痛咳嗽、感冒等患者如吃榴梿会令病情恶化,应该小心食用。
❹酒与榴梿皆属热气之物,不可一起食用。

石榴

石榴,原产于西域,汉代传入中原,有玛瑙石榴、粉皮石榴、青皮石榴、玉石子等品种。它色彩鲜艳,子多饱满,酸甜多汁,常被用做喜庆水果,象征多子多福、子孙满堂。

营养成分

石榴含有多种营养成分,如糖、酸、磷、钙、铁等。维生素C的含量比苹果、梨都高1~2倍,果汁含量占总重量的36%~61%。

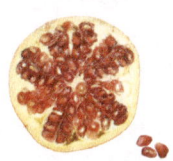

养生功效

◇涩肠止血　◇抑制细菌　◇抵抗心血管疾病　◇助消化

实用偏方

①治化脓性中耳炎:干石榴花或石榴皮5克,冰片2克。石榴花(或皮)研细,与冰片和匀,用过氧化氢清洁外耳,并用干棉球拭干,将药敷于耳内。每日1次。

②治崩漏:石榴皮90克,蜂蜜适量。将石榴皮洗净,放在砂锅内,加水适量,煎煮沸30分钟,加入蜂蜜,煮沸滤汁去渣。

食用指导

❶应选择果形不过分完整、果皮粗糙、果嘴闭合的石榴。
❷感冒、急性炎症、大便秘结者慎食;糖尿病患者忌食。

金橘

金橘，也叫金柑、夏橘、金枣、寿星柑，皮色金黄、皮薄肉嫩、汁多香甜。内含特殊挥发油、金橘苷等物质，具有令人愉悦的香气。

营养成分

每100克金橘含水分84.7克、蛋白质0.9克、脂肪0.1克、膳食纤维1.4克、碳水化合物13.7克、灰分0.4克、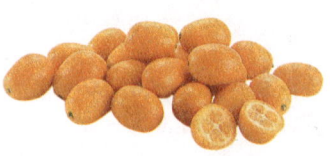胡萝卜素0.64毫克、维生素B_1 0.04毫克、维生素B_2 0.03毫克、烟酸0.4毫克、维生素C 56毫克、维生素E 1.58毫克、钾44毫克、钠3毫克、钙56毫克、镁20毫克、锌0.21毫克、铁1毫克、磷20毫克，并含有有机酸、多种氨基酸等。果皮亦含有丰富的松柏苷、丁香苷等。

养生功效

◇防止血管破裂　◇减缓血管硬化　◇调节血压　◇抗寒

实用偏方

①治小儿百日咳：金橘干5个，鸭喉（杀鸭时取下气管，洗干净备用）1条，姜5片。将金橘干、鸭喉、姜片一同放锅内，加水煎，煮沸后吃果喝汤。每日3次。

②治小儿遗尿：金橘49个。将金橘洗净晾晒49天，再焙干研粉备用。每次服6克，以开水送服。每日2次，

连续服完。

③治胃痛:金橘250克,黄酒500毫升。金橘浸入黄酒中,封口2周即可。每次饮酒10毫升,每日2次。

④治疝气肿痛:金橘核15克,金橘叶30片,小茴香10克。三料共煎水,1日2次饮服。

⑤治大便下血:金橘饼5个,山楂15克,白糖9克。将金橘饼同山楂共入锅内加水煎煮,10分钟后入白糖再煮5分钟即成。饮汤食果,每日1次。

食用指导

1. 金橘皮中含有多种营养成分,勿丢弃。
2. 口舌生疮、大便干结者不宜食用;糖尿病患者忌食。

常用药膳

◀ 金橘银耳羹

【原料】金橘6颗,银耳2朵,莲子、冰糖少许。

【做法】❶银耳水发后清洗干净,并撕成小朵;莲子清洗干净,浸泡30分钟;金橘洗净后切成六瓣儿,使一端相连。❷凉水里放冰糖、银耳、莲子,上大火煮,水开后小火煮10分钟,放入金橘再煮15分钟后关火,接着再焖10分钟即可。

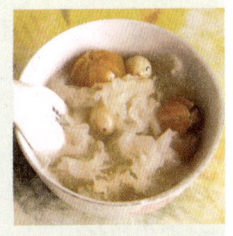

•功效 润肺生津,提神醒脑。

橄榄

橄榄，又名青果、忠果、谏果，初尝味道酸涩，久嚼后方觉得满口清香、回味无穷。土耳其人将它与石榴、无花果并称为"天堂之果"。

营养成分

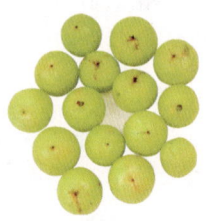

每100克橄榄含热量204.8千焦、蛋白质0.8克、脂肪10.2克、灰分0.8毫克、膳食纤维4克、胡萝卜素130微克、维生素B_1 0.01毫克、维生素B_2 0.07毫克、烟酸0.4毫克、维生素A 22微克、钙204毫克、磷46毫克、铁14毫克、钾23毫克、钠21毫克、镁13毫克、锰0.16毫克、锌0.08毫克、铜0.04毫克、硒0.3微克，此外还含有挥发油、香树脂醇、维生素C、鞣酸等，其中钙、钾含量特别高，维生素C含量也超过苹果。其核仁中含橄榄油，是一种营养价值极高的食用油。

养生功效

◇解煤气中毒　◇治疗肺热咳嗽　◇舒筋活络

实用偏方

①治脾肾两虚型肺结核：橄榄5克，绿茶1克，胖大海8克，蜂蜜25毫升。胖大海、橄榄加水大约600毫升，煮沸5分钟，去渣后，加入绿茶、蜂蜜即可。

分3次,饭后服。日服1剂。

②治普通乙型脑炎:橄榄6枚,白萝卜250克。二料洗净煎汤,当茶饮。

③治小儿百日咳:橄榄15克,绿茶1克,淡竹叶25克,红糖25克。用水500毫升先煮橄榄、淡竹叶、红糖至沸,3分钟后加入绿茶即可。分4~5次服,每日1剂。

食用指导

① 色泽变黄且有黑点的橄榄说明已不新鲜。
② 色泽特别青绿且没有一点黄色的橄榄,说明用矾水浸泡过,最好不要食用。
③ 脾胃虚弱、胃酸过多者不宜多食。

常用药膳

◀ 萝卜橄榄猪骨汤

【原料】青皮萝卜250克,胡萝卜200克,橄榄100克,猪骨500克,蜜枣3颗,盐5克。

【做法】❶青皮萝卜、胡萝卜去皮,切成块状,洗净。❷橄榄洗净。❸猪骨用盐腌4小时,洗净;蜜枣洗净。

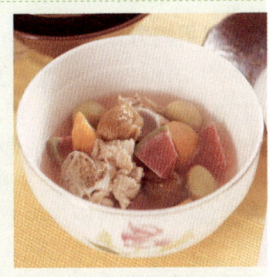

•功效 强健筋骨。

栗子

栗子，又名板栗，内含大量碳水化合物，并含有蛋白质、脂肪、B族维生素等多种营养成分，素有"干果之王"的美称，是一种价廉物美、富有营养的补养良药。

营养成分

栗子中含碳水化合物达40%（是土豆的24倍）、蛋白质10.7%、脂肪27%。鲜栗子的维生素B_1、维生素B_2含量非常高，维生素C的含量比西红柿还多。栗子还含有膳食纤维、单宁酸、胡萝卜素以及磷、钙、钾、铁等各种矿物质。

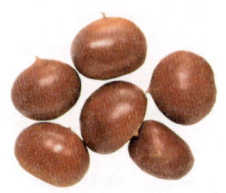

养生功效

◇治疗高血压　◇防治骨质疏松　◇强身愈病

实用偏方

①治脚气病：栗子250克，母鸡1只，料酒、酱油少许。将栗子去壳、切块，母鸡洗净、去毛及内脏、切成块，加料酒、酱油煨蒸至烂熟，即可食用。

②治骨折：栗子、麻皮、糯米、黑豆各等份，白酒适量。前四料烧灰为末，以白酒调服。

③治风寒型风疹块：栗子100克，黄芪50克，老母鸡1只，葱白20克，姜10克。母鸡开膛去毛、洗

净去内脏，栗子去皮洗净，葱白切段，与黄芪、姜同炖。

食用指导

1. 脾胃虚弱、消化不良、风湿病患者不宜食用。
2. 栗子与猪肉一起搭配食用，对肺燥型慢性气管炎有辅助治疗作用。

常用药膳

◀ 栗子白菜枸杞汤

【原料】小白菜250克，板栗50克，枸杞10克，高汤150克，植物油15克，葱末、盐、味精、白糖适量。

【做法】① 将小白菜切段，焯水。② 锅中倒入植物油，烧至五成热时用葱末炝锅，倒入高汤烧开，放入板栗、枸杞，加入调料同煮，2分钟后放入小白菜段即可。

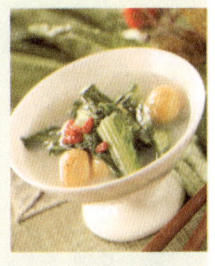

•功效 补益肝肾，养血安神，润肠通便。尤宜防治老年性肠燥便秘。

食用指导

购买栗子时，应挑选看起来像是覆了一层薄粉、不太光泽、茸毛比较多的，这才是当年出的新栗子，若栗壳颜色深如巧克力、茸毛比较少，只在尾尖有一点点的则可能为陈年栗子。

核桃

核桃，原产于近东地区，也称胡桃，与扁桃、腰果、榛子并称为世界著名的"四大干果"，能生食、炒食，可榨油、配制糕点。另有一种山核桃，又叫野核桃，是我国浙江的特产，营养与核桃基本相同。

营养成分

在每100克核桃仁中，含脂肪20～64克（其中71%为亚油酸、12%为亚麻酸）；含蛋白质15～20克，蛋白质亦为优质蛋白质（核桃中的脂肪和蛋白质是大脑最好的营养物质）；含糖类10克，还含有钙、磷、铁、胡萝卜素、维生素B_2、维生素B_6、维生素E、核桃叶醌、磷脂、鞣质等营养物质。

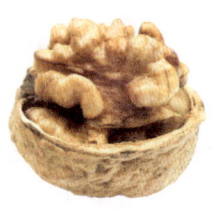

养生功效

◇治疗大便秘结 ◇可防止细胞老化 ◇增强记忆力
◇润肌肤 ◇乌须发

实用偏方

①治慢性支气管炎：核桃仁120克，川贝30克，杏仁、冰糖各60克。四料共捣烂成膏。每次服5克，每日2次，白开水送服。

②治寒性胃痛：青核桃3000克，白酒5000毫升。

青核桃放酒缸中浸泡20天,待酒变成黑褐色,去渣过滤备用。胃痛时每次服用10~15毫升。

③治胸闷心痛:核桃仁、桃仁各250克,红糖1000克。先将前二料加少量水煎煮至软,然后捣烂,再与红糖混合调匀成稠糊状。每次服50克,每日服3次,温开水送服。

食用指导

① 核桃仁表面的褐色薄皮也含有部分营养,勿丢弃。
② 不能与野鸡肉同食。

常用药膳

◀ 首乌核桃牛腱汤

【原料】何首乌50克,黑芝麻50克,牛腱肉300克,核桃10个,南枣6颗,生姜2片,盐少许,沸水适量。

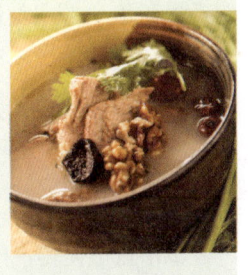

【做法】① 将核桃去壳取肉,保留核桃衣;黑芝麻放锅中,文火炒香;生姜去皮,切两片,与何首乌、南枣和牛腱洗净。
② 将上述材料放入沸水中,用中火煲至牛腱肉熟透,以少许盐调味,即可饮汤吃肉。

• 功效 本方有固精、助阳、补肾、治带的功能。适用于阳痿、早泄、遗精、多尿等症。

松子

松子，又叫罗松子、海松子、红松果。在人们心目中，松子被视为"长寿果"，又被称为"坚果中的鲜品"，对老人最有益。

🌱 营养成分

松子富含蛋白质、脂肪、不饱和脂肪酸、碳水化合物、挥发油等多种成分，维生素E的含量很高，磷和锰的含量也高。

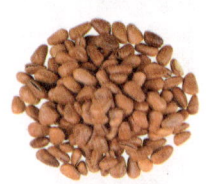

🍀 养生功效

◇预防老年痴呆　◇润肠通便　◇延缓衰老　◇美容润肤
◇延缓衰老　◇强身健体　◇提高抵抗力　◇增进性欲

🍂 实用偏方

①治健忘失眠：松子仁、核桃仁各30克，蜂蜜250毫升。松子仁、核桃仁用水泡过去皮，晒干研成末，放入蜂蜜和匀即成。每日2次，每次取5克，用滚开水冲服。

②治血虚便秘：松子仁适量，陈酒5克。松子仁去皮捣烂，加入陈酒，用开水送服。

③治血燥型湿疹：松子仁15克，小麦粉200克，核桃仁15克，花生仁20克，茯苓粉100克，发酵粉适量。先将小麦粉、茯苓粉和匀，加水调成糊状，再入发酵粉，

拌匀后将松子仁、核桃仁、花生仁撒于面团内,制成饼,蒸熟。发病时,适量食用。

🍃 食用指导

1. 因富含油脂,胆功能严重不良者慎食。
2. 长时间储存会产生"油哈喇"味,不宜食用。

🍵 常用药膳

◀ 鹌鹑松仁羹

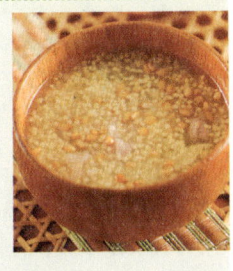

【原料】鹌鹑1只,小米100克,松仁20克,姜1片,淀粉6克,蛋清30克,盐3克,香油4克,白糖、料酒各2克,高汤300克,植物油10克,冷水适量。

【做法】❶鹌鹑取出内脏,洗净,抹干水起肉,鹌鹑骨放入滚水中煮5分钟,取出洗净;鹌鹑肉切小粒,加入淀粉、蛋清、盐,搅匀成糊状。❷锅内加入适量冷水,放下鹌鹑骨、姜片煲滚,改用小火煲1小时,取汤备用。❸松仁放入热油中,用小火炸至金黄色时捞起;小米洗净,用汤匙碾碎成蓉。❹把小米蓉放入锅内,下入高汤煮滚,用白糖、料酒、盐调味,再加入鹌鹑肉粒和汤搅匀,待鹌鹑肉熟后,淋上香油,盛入汤碗内,撒下松仁即成。

• 功效 益寿养颜,祛病强身,防癌抗癌。

火龙果

火龙果,又称红龙果、青龙果、芝麻果,是仙人掌蜜果的新品种,原产于墨西哥中美洲热带地区,于20世纪90年代初由南美引种进入我国台湾省及泰国、越南等国,味道甜美,有很高的食疗、药用价值,果皮还可提取天然色素。

营养成分

火龙果营养丰富,其果肉中含有脂肪、蛋白质、膳食纤维、胡萝卜素、维生素 B_1、维生素 B_2、维生素 C、维生素 E、果糖、葡萄糖等营养成分,还含有一般水果少有的植物性白蛋白及花青素。

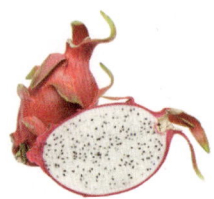

养生功效

◇保护胃壁 ◇防止痴呆症发生 ◇美白皮肤 ◇减肥去脂 ◇降低血糖 ◇润肠通便

实用偏方

治便血及慢性泻痢:火龙果60~90克,藕粉适量。火龙果加水煎取浓汁,调入藕粉食用。每日2~3次。

食用指导

如需保存,应当存于阴凉通风处,而不要放在冰箱中,以免冻伤变质。

调味

调料有增加食欲、促进消化的作用,而且适量食用对人体健康非常有益,如醋能促进钙、磷的吸收,还有解毒作用;红糖有补血、破瘀、去寒等效能。

大葱

葱,可谓佳蔬良药。大葱多用于煎炒烹炸;小葱一般都是生食或拌凉菜用。

营养成分

葱的鳞茎含挥发油,油中主要成分为蒜素;还含有二烯丙基硫醚及B族维生素、维生素C、脂肪油、钙、磷、铁、多糖、半膳食纤维。

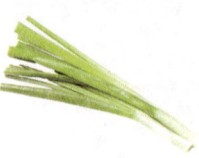

养生功效

◇增进食欲 ◇防止血压升高 ◇预防老年痴呆 ◇防癌

实用偏方

①治肺炎:葱白3根,艾叶一小团,醋、酒适量。将诸料共捣烂成泥,敷于脐部,用胶布固定。24小时后去掉,再用三棱针点刺合谷穴(出点血即可)。

②治骨折:葱白30克,韭菜60克,地龙20克。三料共捣烂,用白酒调敷骨折处。

③治神经衰弱:连根葱白6棵,红枣20颗。将葱白、红枣洗净,加水同煮。吃枣喝汤。每日2次。

食用指导

❶不宜与蜂蜜同食。

❷有腋臭的人在夏季慎食；多汗的人忌食；胃肠道疾病者少食。

常用药膳

◀ 蜂蜜葱白奶汁

【原料】蜂蜜40克，牛奶250克，葱白100克，西红柿20克。

【做法】先将葱白洗净绞汁，然后将西红柿、牛奶与蜂蜜共煮，开锅下葱汁，再煮即成。

•功效 本方具有润肠通便、提高免疫力的作用。

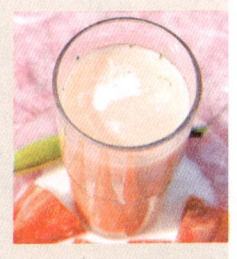

◀ 大葱爆木耳

【原料】大葱100克，黑木耳300克，红辣椒适量，盐3克，味精1克，老抽15克，醋10克，葱少许。

【做法】❶大葱洗净，切成片；黑木耳洗净泡发后，沥干待用；葱洗净，切末；红辣椒洗净，切片。

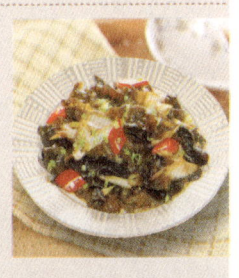

❷油锅烧热，放入大葱片炒香后放入泡好的黑木耳翻炒，再放入盐、老抽、醋、红辣椒翻炒。❸至汤汁收干时，加味精调味，起锅装盘，撒上葱末即可。

姜

姜，是重要的调料之一，也可作为蔬菜单独食用，还是一味重要的中药材。它可将自身的辛辣味和特殊芳香渗入到菜肴中，使之鲜美可口、味道清香。

营养成分

姜中含有姜酮、姜醇、姜酚、姜油萜、姜烯、枸橼醛、水芹烯、柠檬醛、芳香油等油性的挥发物，还有姜辣素、维生素、姜油酚、树脂、碳水化合物、膳食纤维及少量的矿物质。

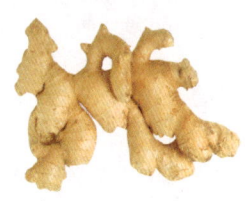

养生功效

◇改善食欲 ◇解毒杀菌 ◇除老年斑

实用偏方

①治胃痛：姜120克，面粉30克，鸡蛋清2个。姜捣烂，与面粉、鸡蛋清调匀，贴痛处。

②治高血压：姜150克，蓖麻仁50克，吴茱萸、附子各20克，冰片10克。将蓖麻仁、吴茱萸、附子共研细末，加姜捣如泥，再加冰片和匀，调成膏状。每晚贴两脚心（涌泉穴），7日为1个疗程，连用3～4个疗程。

③治病毒性肝炎：干姜6克，茵陈蒿15克，红枣

调味

4颗,红糖10克。将诸品入锅,加水500毫升,煎至300毫升,去渣取汁及红枣。每日早晚温热食,吃枣喝汤。

④治气滞腹痛:姜60克,莱菔子120克,连须葱白500克。三料共捣烂,加酒炒,布包熨腹部。

食用指导

❶ 有内热者慎用。
❷ 可煎汤服用,也可做调配料,还可入药。忌食过多。

常用药膳

◀ 参姜蜜汁 ▶

【原料】蜂蜜30克,姜汁30克,人参片10克。

【做法】将蜂蜜、人参片放入杯中,用沸水冲泡,调入姜汁即可。

•功效 本方具有补肾益气的作用,能够调治肾虚所致的腰背疼痛。

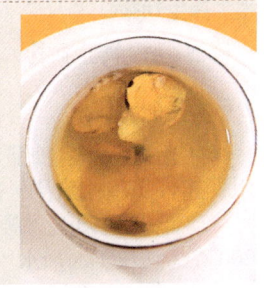

特别提示

未切过的姜可用报纸包好,放入冰箱冷藏;或者在花盆里装满沙子,把买来的姜埋进去,随吃随用;也可将生姜洗净后埋入盛食盐的罐内,可使生姜较长时间不干,保持浓郁的姜香。

蒜

蒜,可调味,可防病健身,被称为"天然抗生素"。

营养成分

蒜中含有蛋白质、脂肪、糖类、B族维生素、维生素C等营养成分,还含有硫、硒等有机化合物(大蒜素)以及多种活性酶。此外,蒜中钙、磷、铁等元素的含量也很高。

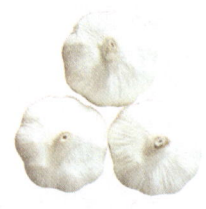

养生功效

◇降血脂 ◇防止血栓 ◇保护肝脏 ◇延缓衰老

实用偏方

①治高血压:糖醋蒜1~2瓣。每日早晨空腹食用,连带喝些糖醋汁。连吃10~15日。

②治肾虚阳痿、腰膝冷痛:去皮蒜50克,羊肉200克(切块)。加水用文火炖熟,加盐调味食用。

食用指导

❶蒜不宜腌制过久,以免破坏有效成分。
❷生食蒜才能预防和治疗感染性疾病。
❸无消化道疾病者都可以食用。
❹胃溃疡、十二指肠溃疡者不宜食蒜;肝病患者少食。

调味

大、小茴香

大茴香,即大料,学名叫"八角茴香";小茴香的种实是调料,其茎叶部分即茴香菜。大、小茴香均是常用调料,能除肉中臭气,使之重新添香,故曰"茴(回)香"。

🌱 营养成分

茴香含有蛋白质、脂肪、碳水化合物、膳食纤维、胆固醇、维生素A、胡萝卜素、视黄醇、硫胺素、钙、磷、茴香油、茴香脑等。

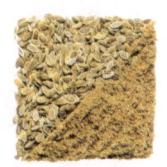

🍀 养生功效

◇增强胃肠蠕动　◇缓解痉挛

📁 实用偏方

①治疝气肿痛:大茴香(姜汁浸一宿晒干)、荔枝核(盐炒)各等量。二料共研为细末。每日3次,每次服6克,米汤送服。

②治虚寒性腹痛:小茴香、吴茱萸各等份。二料共研细末,装瓶备用。成人每次取0.2~0.5克,热酒调和,干湿适度,纳脐中,上用纱布覆盖,再用胶布固定。每日1次,以痛解为止。

📖 食用指导

阴虚火旺者不宜食用。

辣椒

辣椒，又名尖椒，青者可作蔬菜食用，干红者则是调料。

营养成分

辣椒含有B族维生素、维生素C、维生素P、蛋白质、胡萝卜素、铁、磷、钙、辣椒素、二氢辣椒素等成分，尤其是维生素C的含量很高，在蔬菜中名列前茅，每100克辣椒中就含维生素C105毫克。用于调味的干辣椒中还含有丰富的维生素A。红椒远比青椒的营养价值高，与青椒相比，红椒中的维生素C多0.8倍，胡萝卜素多3倍。

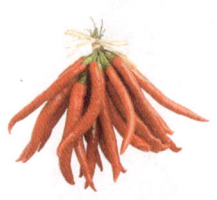

养生功效

◇增强体力　◇降低胆固醇　◇预防癌症　◇治疗咳嗽

实用偏方

①治痈疮：青辣椒适量。青辣椒捣烂如泥状，用冷开水调开，以毛笔擦于溃烂处。早、中、晚各1次，数日可愈。

②治冻疮：辣椒6克，白酒30毫升。辣椒在酒中浸10日，去渣，频搽患处，每日3～5次。

③治风寒感冒：辣椒500克，茶叶10克，胡椒粉、盐各适量。四料共研末，拌和均匀，放入瓷瓶内封口，

静置半月。服用时每次取3克,用开水冲泡5分钟,温服。每日2次。

④治风湿性关节炎:红辣椒10个,白萝卜1个。共捣烂,敷于患处。敷后暂有疼痛感。

⑤治虚寒胃痛:干辣椒10克,乌贼骨20克,川贝5克,三料捣成细末调匀,温开水送服,分3~4次服完。

食用指导

❶食管炎、胃肠炎、胃溃疡、痔疮患者应少吃或忌食。
❷有火热病症或阴虚火旺、高血压病、肺结核病的人慎食。

常用药膳

◀ 红辣椒蒸腊肉

【原料】腊肉300克,豆豉、红椒各20克,盐3克。

【做法】❶腊肉泡发,洗净,切片,排入碗内;红椒洗净,切碎。❷油锅烧热,加盐、豆豉、红椒炒香,起锅置腊肉上。❸将腊肉入蒸锅,隔水蒸20分钟即可。

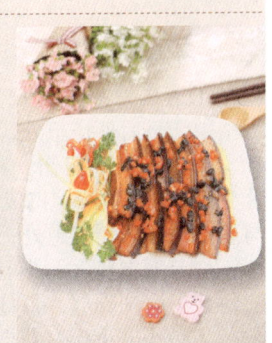

•功效 高胆固醇患者忌食。

花椒

花椒,是中国特有的香料,位列调料"十三香"之首,无论红烧、卤味、小菜、四川泡菜、鸡鸭鱼羊牛肉等菜肴均可用到它,也可粗磨成粉和盐拌匀为椒盐,供蘸食用。

营养成分

花椒含有柠檬烯、花椒素,并含有不饱和有机酸及挥发油成分。花椒还含有蛋白质、脂肪、碳水化合物、钙、磷、铁等营养物质。

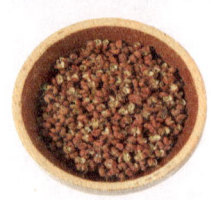

养生功效

◇增进食欲　◇温中散寒　◇除湿止痛　◇杀虫解毒
◇止痒解腥

实用偏方

①治斑秃:花椒120克,酒精500毫升。花椒浸酒精中7日后外搽患处,每日3次。

②治踝关节扭伤:花椒12克,鲜葱白60克,冰片少许。葱白洗净,捣成泥状。花椒、冰片共研细末,与葱白泥调匀,敷患处,包扎固定。每日换药1次。

③治寒湿脚气:花椒20克,葱150克,姜15克。三料煎汤熏洗脚部,每日1次。

④治小儿痢疾:花椒1撮,水煎服。

调味

📖 食用指导

① 食管炎、胃肠炎、胃溃疡、痔疮患者应少吃或忌食。
② 有火热病症或阴虚火旺、高血压病的人慎食。
③ 花椒适宜胃部及腹部冷痛、食欲不振、呕吐清水之人食用。

🍚 常用药膳

◀ 花椒鸡

【原料】花椒5克,鸡1只(约300克),酱油5毫升,味精4克,香油5毫升,姜5克,盐3克,醋4毫升,葱4克。

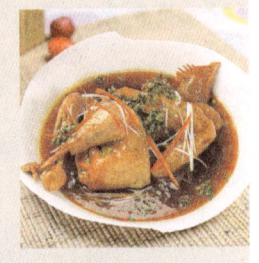

【做法】① 将预先处理好的整鸡放入开水锅内煮至九分熟取出,剁成块。把鸡皮朝下在碗内逐块摆放整齐,劈成两块的鸡头和碎鸡块及姜、葱放在上面。② 用香油在武火上炸焦花椒,连油一起倒进盛有鸡块的碗里,将酱油、醋、盐、味精等一起调匀,也倒进盛有鸡块的碗里。

● 功效 除湿健胃、温中散寒。

📖 特别提示

选购花椒的时候,以籽粒小、壳浅紫色的为好;另外手搓一搓,有香味的为好花椒,如果搓后手上留下重色或者放在水中有重色彩渗出,则可能掺有色素。

桂皮

桂皮，也叫肉桂、官桂、香桂，是最早被人类食用的香料之一。

营养成分

桂皮含挥发油（称桂皮油）1%～2%、桂皮醛75%～90%，并含少量乙酸桂皮酯、乙酸苯丙酯等，不含丁香油酚，尚含黏液、鞣质等。

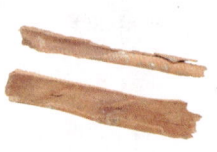

养生功效

◇祛腥解腻 ◇预防2型糖尿病 ◇暖胃去寒 ◇活血舒筋 ◇通脉止痛

实用偏方

①治骨结核：桂皮25克，草乌50克，赤芍20克，白酒适量。前三料共研细末，用白酒调敷患处。

②治小儿遗尿：桂皮适量，雄鸡肝1具。二料等量，捣烂后制丸如绿豆大，温汤送服。每次服2～4丸，每日3次。

③治痛经：桂皮10克，吴茱萸、茴香各20克，白酒适量。前三料共研细末，用白酒适量炒热敷于脐部，冷后再炒熨敷，以不烫伤为度，用胶布固定。连敷3日，下次月经之前再敷3日。

调味

🍃 食用指导

❶ 桂皮含有可以致癌的黄樟素，所以食用量越少越好，且不宜长期食用。
❷ 便秘、痔疮患者、孕妇应少食或不食。
❸ 阴虚有火者忌食。

🍱 常用药膳

◀ 菌香蹄花

【原料】猪蹄500克，香菇150克，熟芝麻10克，大葱10克，盐5克，酱油8克，八角3克，桂皮5克，红油、高汤各适量。

【做法】❶ 猪蹄洗净砍小块；香菇泡发洗净，去蒂，切丝，烫熟后捞出装盘；大葱洗净，切丝。❷ 油烧热，下入猪蹄炸至金黄色时捞出。❸ 锅烧热，下入八角、桂皮、酱油、盐及适量高汤，烧开后下入猪蹄，煮至汁浓且猪蹄上色时，盛出放香菇上，撒上熟芝麻、大葱丝，淋上红油。

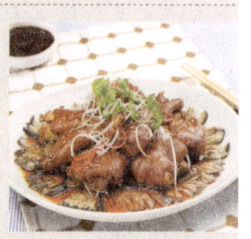

● 功效 高血脂患者忌食。

🍃 特别提示

❶ 桂皮分为桶桂、厚皮桂、薄皮桂三种，以桶桂质量为最好。
❷ 受潮发霉的桂皮不可食用。

芥末

芥末,又称子末、芥辣粉,是芥菜的成熟种子碾磨成的一种辣味调料。原产于我国,历史悠久,从周代起就已开始在宫廷食用。它辣味十分独特,对味觉、嗅觉均有刺激作用。

营养成分

芥末含有含芥子苷、芥子碱、芥子酶、芥子酚以及脂肪、蛋白质、多种维生素等人体所必需的营养素。

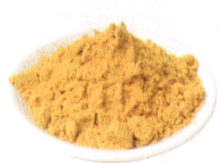

养生功效

◇增强食欲 ◇预防癌症 ◇防止血管凝块 ◇预防高脂血 ◇降低血液黏稠度等

实用偏方

①治中风:芥末粉、老醋各适量。将二者调匀为糊状,敷在歪斜的一侧脸,只留出眼睛。每日1次。

②治肺炎:芥末粉适量,用水调匀,敷于前胸。每日1次。

③治小儿高热:白芥末9克,鸡蛋清适量。用鸡蛋清将白芥末调成糊状,敷足心(涌泉穴)。

食用指导

❶在芥末中酌量添加些糖或食醋,能缓解辣味,且风

味更佳。

❷不宜长期存放。

❸一般人均可食用。

❹胃炎、消化道溃疡患者忌食;眼睛有炎症者不宜食用。

❺有些人在食用芥末粉时抱怨没有味道,其实为使用不当造成,食用前用温水把芥末调开,再加入少量油、盐、醋、糖搅拌均匀,放在温度高的地方使之发酵4～5小时即可出香辣味。

常用药膳

◀ 芥末鸭掌

【原料】鸭掌250克,芝麻适量,芥末粉、香油、醋、盐、鸡精各适量。

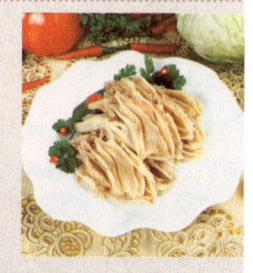

【做法】❶将鸭掌洗净,放入沸水锅内煮熟取出,去掉大骨放入盘中。❷芝麻入锅炒熟待用。❸将芥末粉加入适量开水调匀,加盖静置15分钟,待有冲鼻辣味时,加入香油、醋、盐、鸡精浇在鸭掌上,洒上芝麻即可。

•功效 保肝护肾:常食鸭肉可保肝护肾。增强免疫力:鸭肉中富含钾元素,能够增强机体的免疫力。防癌抗癌:鸭肉含有丰富的蛋白质和维生素,能补充人体的营养需要,多吃有防癌抗癌的作用。

胡椒

胡椒,又名古月、黑川、白川,原产于印度。它气味芳香,有刺激性及强烈的辛辣味,黑胡椒比白胡椒味更浓。

营养成分

胡椒是一种热带香辛料,含有挥发油、芳香油、胡椒碱、粗脂肪、粗蛋白、碳水化合物等营养物质。

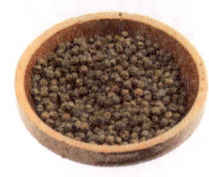

养生功效

◇祛腥膻 ◇助消化 ◇治疗风寒感冒 ◇防腐抑菌

实用偏方

①治心绞痛:胡椒10粒,绿豆20粒,清汤适量。胡椒、绿豆共同研碎为末,用清汤调和服下。

②治疟疾:白胡椒20粒,米酒60毫升。将白胡椒砸烂,炖熟后加米酒温服。每日1次,连服数剂。

③治胃寒呃逆:胡椒10粒,陈皮30克,姜18克。三料水煎,徐徐吞咽。

食用指导

❶不能高温油炸。
❷胡椒与肉食同煮,时间不宜太长,以免香味逸散。
❸粉状胡椒的保存时间不宜太长。

❹消化道溃疡、咳嗽咯血、痔疮、咽喉炎症、眼疾患者慎食。

🍲 常用药膳

◀ 胡椒老鸡猪肚汤

【原料】胡椒20克,老鸡100克,猪肚130克,红枣3颗,盐6克。

【做法】❶胡椒洗净,晾干后研碎;老鸡治净,切块;猪肚洗净。❷锅中注水烧开,分别放入鸡块、猪肚汆水,捞出,将胡椒碎放入猪肚内。❸将所有材料放入砂煲内,加水大火煲沸改小火煲2.5小时,调入盐即可。

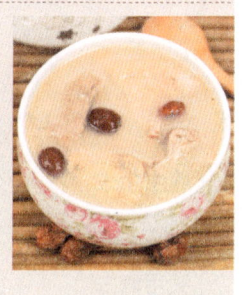

◀ 牛腩炖白萝卜

【原料】牛腩500克,白萝卜800克,枸杞50克,盐6克,黑胡椒粉5克,芹菜10克。

【做法】❶牛腩洗净,切条,用盐、黑胡椒粉腌渍;白萝卜去皮,洗净,切长条;芹菜洗净,切段。❷将牛腩放入瓦煲,加入高汤烧开,加入枸杞,小火炖1小时,加入白萝卜炖半小时,最后加盐和芹菜段即可。

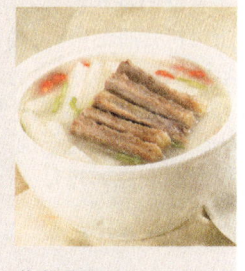

豆蔻

豆蔻,分草豆蔻、白豆蔻、赤豆蔻几种。草豆蔻又名草果,辛辣芳香,性质温和;白豆蔻又称白蔻、蔻仁,具有油性,辣而香气柔和;赤豆蔻也叫玉果、肉豆蔻,颜色深红,有辣味和浓烈的香气。

营养成分

豆蔻富含挥发油(豆蔻素、樟脑、龙脑等),香气浓郁。

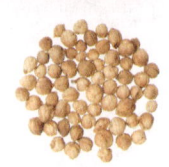

养生功效

◇止痛祛痰 ◇下气解毒 ◇消胀行气 ◇化湿健胃

实用偏方

①治寒性霍乱:肉豆蔻6克。将肉豆蔻研为细末,以温水送服,每日2次。

②治郁热胃痛:草豆蔻、栀子各30克,姜汁适量。前二料共研细末,以姜汁糊为丸。每次服5克,每日2次,米汤送服。

③治久泻虚痢:肉豆蔻、吴茱萸各30克,小米60克,蜂蜜适量。前三料炒焦,研细,加蜂蜜炼为丸。每次服6克,每日2次,温水送服。

食用指导

草豆蔻用时须研碎成末状,待主料加热后放入;白豆蔻可粉碎但不可炒用，否则将失去或减弱其特有的芳香美味；赤豆蔻可直接放入炖的锅中。

常用药膳

◀ 黄连阿胶鸡蛋黄汤

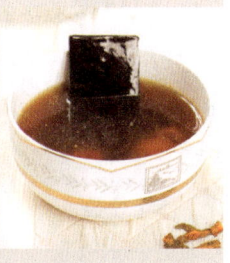

【原料】阿胶9克，黄连10克，鸡蛋黄2枚，黄芩3克，白芍3克，白糖适量。

【做法】❶将黄连、黄芩、阿胶、白芍分别洗净，除阿胶外，其余材料先放入煮锅内，先煮黄连、黄芩、白芍，加水8杯浓煎至3杯。❷去渣后，加阿胶烊化，再加入鸡蛋黄、白糖，搅拌均匀，煮熟即可，分3次食用。

◀ 豆蔻瘦肉汤

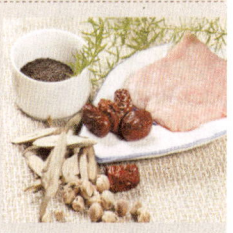

【原料】板蓝根15克，白豆蔻8克，车前子15克，猪瘦肉100克，红枣15颗，盐适量。

【做法】❶板蓝根、白豆蔻、车前子、红枣洗净。❷猪瘦肉洗净，切块，入沸水中汆烫。❸将除白豆蔻外的材料放入瓦煲内，加适量清水，武火煮沸后改文火煲2小时，放入打碎的白豆蔻，再煮10分钟，加盐调味即可。

醋

醋,古称酢、苦酒和"食总管",是一种发酵的酸味液态调料,种类繁多,以米醋和陈醋为最佳。

营养成分

醋中除了含有醋酸以外,还含有对身体有益的一些营养成分,如乳酸、葡萄糖酸、琥珀酸、氨基酸、糖、钙、磷、铁、维生素B_2等。

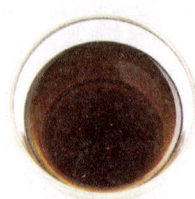

养生功效

◇促进钙的吸收 ◇促进唾液分泌 ◇帮助消化 ◇预防肠道疾病 ◇软化血管 ◇降低胆固醇 ◇促进睡眠

实用偏方

①治糖尿病:醋400毫升,生鸡蛋5个(打散),蜂蜜250毫升。生鸡蛋与醋150毫升混合,泡约36小时,再用醋、蜂蜜各250毫升与之混合,和匀后服。早晚各服15毫升。

②治病毒性肝炎:醋600毫升,鸡蛋10个。将鸡蛋连壳烧成炭后研末,和醋调匀(每次用1个鸡蛋和60毫升醋)。每日1次,连服10日为1个疗程。

③治支气管炎:醋200毫升,蒜200克,红糖80克。将醋与红糖混合,蒜去皮捣碎,泡入糖醋中1周即可

食用。每日3次,每次5克。

📖 食用指导

① 服用磺胺类药、碱性药、抗生素、解表发汗的中药的人不宜食醋。
② 胃溃疡、胃酸过多者不宜食醋。

🍲 常用药膳

◀ 醋茶

【原料】茶叶3克,米醋15~20毫升。
【做法】茶、醋混合后用沸水冲泡5分钟即成。
·功效 本方健脾开胃,促进消化。

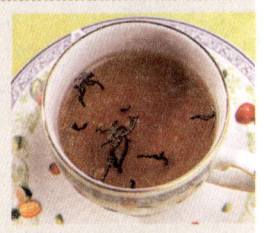

◀ 陈醋娃娃菜

【原料】娃娃菜400克,陈醋50克,白糖15克,味精2克,香油、红椒各适量。
【做法】❶将娃娃菜洗净,改刀,入水中焯熟。❷用白糖、味精、香油、陈醋调成味汁。❸将味汁倒在娃娃菜上进行腌渍,撒上红椒即可。

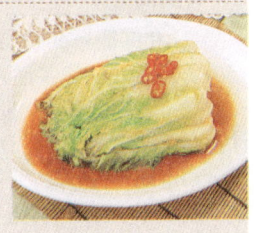

酱油

酱油，俗称豉油，由大豆、碳水化合物、小麦、盐经过制曲、发酵等程序酿制而成。酱油一般有老抽和生抽两种：老抽较咸，用于提色；生抽用于提鲜。

营养成分

酱油中的氨基酸是人体的主要营养物质，尤其是酱油中含有一些人体不能合成的氨基酸，总量多达17种，还含有各种B族维生素和安全无毒的棕红色素。酱油特有的芳香来源于香兰素，它具有使盐味变得柔和而圆润的效果。

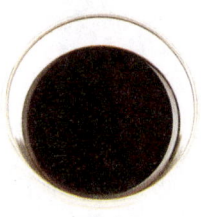

养生功效

◇降低胆固醇 ◇减少自由基

实用偏方

①治胃痛：酱油30毫升，茶叶9克。茶叶以水150毫升煮开。加酱油再煮，每日3次，顿服。

②治皮肤瘙痒：酱油、醋各等量。将二料混合，涂擦患处。

③治小儿遗尿：酱油适量，鸡蛋10个，茶叶8克，盐3克。将茶叶、鸡蛋共放锅中煮约10分钟，将蛋壳击破，加盐再煮10~15分钟，取蛋去皮蘸酱油吃。

食用指导

① 最好是食用"酿造"的酱油,而不要食用"配制"的酱油。
② "餐桌酱油"拌凉菜用,"烹调酱油"未经加热不宜直接食用。
③ 服用治疗心血管疾病、胃肠道疾病的药物时禁食酱油,以免引起恶心、呕吐。
④ 水肿的病人和肾炎的患者不宜食用酱油。
⑤ 小儿出水痘时,最好不食酱油,以免脱痂后局部下色素沉着。

常用药膳

◀ 酱油肉蒸春笋

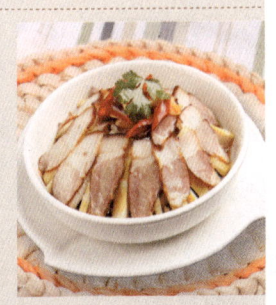

【原料】春笋200克,猪腿肉400克,酱油50克,白酒1汤勺,水1杯,红椒片、盐、料酒、白糖、花椒各适量。

【做法】① 白糖、花椒、酱油、白酒,加水煮开调成味汁;猪腿肉洗净,放入调味汁中密封腌渍,放通风处晾干制成酱油肉,切片;春笋洗净切片。② 春笋片摆盘,酱油肉片盖在笋片上,烹入料酒,撒上红椒、盐,上锅隔水蒸熟。

• 功效 降低血脂,适合老年人食用。

孜然

孜然,亦名安息茴香,原产于中亚、伊朗一带。它主要用于调味、提取香料等,是烧、烤食品必用的上等作料,口感风味极为独特,富有油性,气味芳香而浓烈。

营养成分

孜然富含油分、膳食纤维和安息茴香酊。

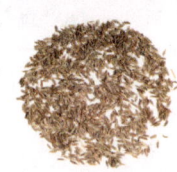

养生功效

◇增进食欲 ◇醒脑通脉 ◇降火平肝 ◇祛寒除湿 ◇理气开胃 ◇驱风止痛

实用偏方

①治心绞痛:孜然炒熟后研磨成粉,就着醋服下去。

②治胃寒:孜然炒熟后研磨成粉,温水送服。

食用指导

便秘、痔疮患者少食或不食。

特别提示

用孜然加工牛羊肉,可以祛腥解腻并能令肉质更加鲜美芳香,增进食欲。孜然用于菜肴时,还有防腐杀菌的功效,也有一定的要用价值。

饮品

饮品可分为以下几大类：茶、咖啡、奶制饮品、豆制饮品、酒类饮品、果蔬汁和碳酸饮料。其中茶含有对人体有保健和药效作用的成分，如茶多酚、咖啡因等。

茶

茶,是大众化饮品,一般分绿茶、红茶、乌龙茶、花茶、白茶、黑茶六个大类,其中绿茶在日本、韩国、印度等亚洲国家较普及,西方国家更习惯饮红茶。

营养成分

茶叶中富含咖啡因、多酚类化合物(主要由儿茶素类、黄酮类化合物、花青素和酚酸组成,以儿茶素类化合物含量最高,约占茶多酚总量的70%)、维生素(主要是B族维生素、维生素C、维生素K)、微量元素(磷、钾、钙、镁、锰、铝、硫等)、氨基酸,以及多糖的复合物和茶叶脂质。

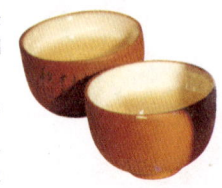

养生功效

◇降血压 ◇降血脂 ◇防辐射 ◇提高免疫力 ◇防癌抗癌 ◇提神醒脑 ◇消除疲劳

实用偏方

①治高血压:绿茶1克,莲心干品3克。莲心、茶叶一起放入茶杯内,用沸开水冲泡大半杯,立即加盖,5分钟后可饮,饭后饮服。头泡莲心茶,饮之将尽,略留余汁,再泡再饮,至味淡为止。

②治高脂血症:绿茶6克,草决明20克。把二者

用开水冲沏，经常饮用。

③治哮喘：红茶1克，荔枝干肉25克（或鲜品50克）。二料加开水300毫升，泡5分钟，分3次服。每日1剂。

食用指导

① 冲泡时间不宜过长，不宜用保温杯泡茶。
② 饮茶不宜过浓。
③ 隔夜茶勿饮。
④ 发热、肾功能不良、心血管疾病、习惯性便秘、消化道溃疡、神经衰弱及失眠的人忌饮；孕妇、哺乳期妇女和儿童忌饮。

常用药膳

◀ 绿茶粥

【原料】粳米150克，绿茶25克，白砂糖2小匙（可依据个人口味增减）。

【做法】① 将绿茶煮成浓茶汁300毫升并去渣，粳米洗净备用。
② 锅内加入粳米、绿茶汁和适量的清水，以中火煮沸后转小火熬至汤汁黏稠，再依照个人喜好放入白砂糖，拌匀即可。

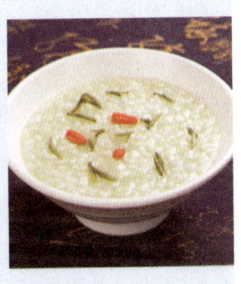

• 功效 和胃消食，抗疲劳。

葡萄酒

葡萄酒，由葡萄发酵酿制而成，酒精含量通常在8%~20%，味道甘甜醇美，营养丰富。法国最盛产葡萄酒。

营养成分

葡萄酒含有多种维生素。其中维生素B_1在每500毫升酒中平均含量为0.065微克，烟酸的平均含量为373毫克。此外还含有肌醇，每升在220毫克以上。葡萄酒中的氨基酸达23种之多。组成人体内蛋白质的氨基酸已发现的有26种，人体内只能合成一部分；而另一部分在人体内不能合成或合成速度不能满足人体需要，这种氨基酸必须由食物供给，被称为"必需氨基酸"，已知的一共有8种，在葡萄酒中均有。

养生功效

◇促进消化　◇防止动脉硬化　◇保护心脏　◇防止中风

实用偏方

①治高胆固醇：葡萄酒30毫升，葡萄100克，凉开水150毫升。葡萄去皮去子，放入榨汁机中，倒入葡萄酒和凉开水搅打成汁。将榨汁机中的果汁倒入杯中即可直接饮用。

②治便秘：葡萄酒1000毫升，荸荠60克，厚朴15克，陈皮30克，白豆蔻15克，白糖60克，橘饼15克，冰糖60克，蜂蜜30毫升。将荸荠、厚朴、陈皮、白豆蔻、橘饼、冰糖盛酒瓶中，加入葡萄酒，盖严盖。每日搅拌1次，浸泡10日后，兑入白糖、蜂蜜，拌匀即成。每日2次，每次25毫升，单独饮用。胃疼、呕吐时不得饮用。

食用指导

1. 健康成年人，女性更适宜。
2. 糖尿病、严重溃疡病患者不宜饮用。
3. 红葡萄酒不需冰镇，白葡萄酒冰镇后饮用口味更佳。
4. 兑入雪碧、可乐或加冰块饮用是不正确的。

常用药膳

◀ 红酒炖牛肉

【原料】牛腿肉240克，洋葱、胡萝卜各100克，红酒100毫升，植物油、盐、清水各适量。

【做法】❶将胡萝卜、洋葱、牛腿肉分别切丁。❷热锅入植物油，加入洋葱爆香，再加入胡萝卜、牛腿肉拌炒。❸加入红酒及适量清水，以小火炖煮约30分钟，加盐调味即可。

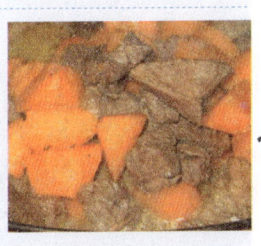

【功效】美容养颜，益气补血。

牛奶

牛奶,是人们喜爱的饮品之一,它富含蛋白质和人体生长发育所需的全部氨基酸,消化率高达98%。

营养成分

牛奶中含有丰富的优质蛋白质(每100毫升牛奶含蛋白质接近于3克)、钙质和维生素A、维生素D以及B族维生素(尤其是维生素B_2和维生素B_{12})。

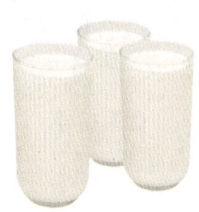

养生功效

◇改善儿童贫血　◇帮助睡眠　◇预防癌症

实用偏方

①治习惯性便秘:牛奶250毫升,蜂蜜100毫升,葱汁少许。同入砂锅,用文火煮沸服用。每日早上空腹饮用。

②治脾胃虚弱型妊娠呕吐:鲜牛奶200毫升,姜汁10毫升,白糖20克。将三料煮沸后温服,每日2次。

③治小儿疳积:牛奶、姜汁各适量。在牛奶中加姜汁2～3滴,每次服少量,每日服3次。

食用指导

❶煮牛奶应用武火,将开时离火,再加热,如此反复

3~4次。

② 牛奶和巧克力结合会生成草酸钙，不宜共食。

③ 老年人、血压偏高者宜饮低脂奶；缺钙者、失眠者、老年人、少儿、易怒以及工作压力大的人宜饮高钙奶。

④ 肠胃功能弱者、肾病患者不宜饮用。

⑤ 炒菜时，如果调料方多了，加入少许牛奶，能调和菜的味道。

⑥ 炒花菜时，加入1匙牛奶，会使成品更加白嫩可口。

⑦ 加热牛奶时，温度不宜过高。加热温度到100℃时，不但牛奶色、香、味被降低，营养价值也会大大降低。

常用药膳

◀ 香蕉牛奶汤

【原料】牛奶150克，香蕉1根，白糖20克。

【做法】① 将去掉皮的香蕉果肉切成片，备用。② 锅中倒入约600毫升清水，用大火烧开。③ 再放入白糖，用汤勺搅拌均匀。④ 继续煮约2分钟至完全溶化。⑤ 倒入牛奶，用汤勺拌煮至沸腾。

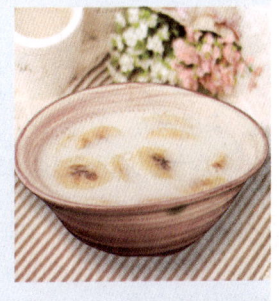

⑥ 放入切好的香蕉片，拌匀。⑦ 再煮2分钟左右至香蕉熟软。⑧ 最后，将做好的牛奶汤盛出即可。

•功效 本方能够消除疲劳、防止血压上升及肌肉痉挛。

豆浆

豆浆,是适用于高脂血、高血压、动脉硬化、缺铁性贫血、气喘等疾病的理想食品。

营养成分

豆浆富含人体所需优质植物蛋白、8种必需的氨基酸、多种维生素及钙、铁、磷、锌、硒等微量元素,不含胆固醇,并且含有大豆皂苷等至少五六种可有效降低人体胆固醇的物质。

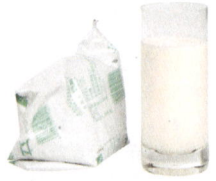

养生功效

◇预防老年痴呆症 ◇增强抗病能力 ◇防癌抗癌 ◇美容养颜 ◇强身健体 ◇预防高血压

实用偏方

①治脂肪肝:豆浆250毫升,荷叶30克。将荷叶润透,切丝,用清水煎煮50毫升药液备用;豆浆烧沸,倒入荷叶药液,再烧沸即成。

②治外阴白斑:豆浆适量,甜杏仁9克。甜杏仁冲入豆浆内服。

食用指导

❶不宜空腹饮用;不能与药物同饮;不能加红糖,白

糖须煮熟离火后再加；不能冲入鸡蛋。

❷ 胃寒的人、痛风患者、肾结石患者不宜喝豆浆。

常用药膳

◀ 绿豆红薯豆浆

【原料】绿豆50克，红薯50克，白糖适量。

【做法】❶ 绿豆洗净，用清水浸泡6~8小时；红薯洗净，去皮，切丁。❷ 将以上食材全部倒入豆浆机中，加水至上、下水位线之间，按下"豆浆"键。❸ 待豆浆机提示豆浆做好后，倒出过滤，再加入适量的白糖，即可饮用。

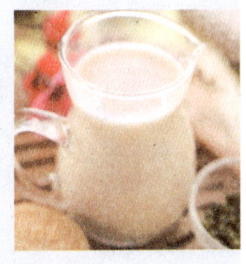

◀ 核桃豆浆

【原料】核桃仁30克，黄豆70克，白糖适量。

【做法】❶ 黄豆洗净，用清水浸泡6~8小时；核桃仁用温水泡开。❷ 将浸泡好的黄豆和核桃仁倒入豆浆机中，加水至上、下水位线之间，按下"豆浆"键。❸ 待豆浆机提示豆浆做好后，倒出过滤，再加入适量的白糖，即可饮用。

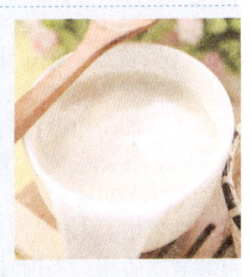

米酒

米酒,又称江米酒、甜酒、酒酿、醪糟等,主要原料是糯米(江米),酿制工艺简单,口味香甜醇美,含酒精量极低,因此深受人们喜爱。

营养成分

米酒富含维生素A、维生素B_1、维生素B_2、维生素B_6、维生素B_{12}、胡萝卜素、叶酸、泛酸、烟酸和钙、铁、磷、钾、钠、铜、镁、锌、硒等多种微量元素。

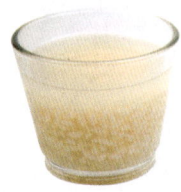

养生功效

◇助消化 ◇提神解乏 ◇解渴消暑 ◇促进血液循环

实用偏方

①治鼻出血:白翘摇适量,用米酒煮服。

②治贫血:把1小块阿胶放在冷水中浸泡一日,然后用温水加米酒煮,直至成糊状。再往里面打1个生鸡蛋,加勺白糖拌匀。每日饭前服用,连吃半月。

③治腰腿酸痛:米酒350毫升,杜仲30克,丹参30克,川芎20克。将后3味药共碎细,用白纱布袋装好,置于净器中。入米酒浸泡,密封,5日后开启,去掉药袋,过滤装瓶备用。不拘时,随量温饮。

附：特定时期人群的饮食指导

孕妇

处于怀孕期的妇女与一般的妇女不一样,其胎儿所需要的一切营养均由母体供给。如果孕妇食物选择不当、营养不良或营养过剩,都会导致胎儿畸形。胎儿是否健康,怀孕期的饮食安排尤为关键。

饮食注意

1. 要摄入优质蛋白,以增加营养。
2. 要摄入适当碳水化合物,以提供能量。
3. 要保证适当的热量供应,以满足代谢需求。
4. 要摄入适当的维生素,以增强抵抗力。
5. 不喝刺激性的、冰冷的饮品,以免影响胎儿生长发育。

推荐食谱

◀ 猪肝毛豆粥

【原料】猪肝100克,毛豆60克,陈大米80克,枸杞20克,盐3克,鸡精1克,葱花、香油少许。

【做法】❶毛豆去壳,洗净;猪肝洗净,切片;陈大米淘净,泡好;枸杞洗净。❷陈大米入锅,加水,旺火烧沸,下入毛豆、枸杞,转中火熬至米粒开花。❸下入猪肝,慢熬成粥,调入盐、鸡精调味,淋香油,撒上葱花即可。

食物养生宜身堂

产妇

分娩后为补充营养和有充足的奶水,一般都重视产后的饮食滋补。其实大补特补既浪费又有损健康。滋补过量容易导致肥胖,肥胖会使体内糖和脂肪代谢失调,引发各种疾病。因此产妇要注意日常生活中的饮食搭配。

饮食注意

1. 食物种类应齐全、多样化,不要偏食。
2. 要补充足够的优质蛋白,以保证婴儿的生长发育。
3. 不可大补特补,滋补过量会导致产妇和婴儿的肥胖,且有损身体。
4. 不可立即节食,否则有害身体。

推荐食谱

◀ 首乌红枣粥

【原料】大米110克,何首乌、红枣各适量,红糖10克。

【做法】❶何首乌洗净,倒入锅中,倒入500毫升水熬至约剩200毫升,去渣取汁待用;红枣去核洗净;大米泡发洗净。❷锅置火上,注水后,放入大米,用大火煮开。❸倒入何首乌汁,放入红枣,用小火煮至粥成闻见香味,放入红糖调味即可。

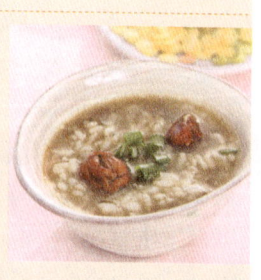

考试期的学生

参加考试的学生精神压力大,用脑过度,对能量和营养的需求都很高。过重的学习压力会造成学生们食欲不佳,抵抗力减弱,甚至发生疾病。因此,在这一特殊时期,要在学生的营养方面多下工夫。

饮食注意

1. 多食用富含蛋白质和脂肪类的食物,多食用碳水化合物类食物。
2. 不宜过量食用冷食,会影响人体对食物营养的吸收。
3. 不宜喝饮料。饮料含有较多糖精,会影响消化和食欲,从而增加肠胃负担。

推荐食谱

◀ 状元及第粥

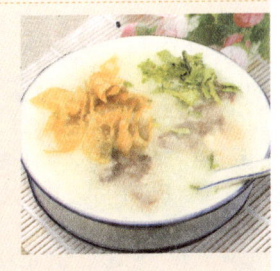

【原料】大米150克,猪肝、粉肠各20克,香菜、盐各适量,咸菜10克。

【做法】❶猪肝洗净切片;粉肠洗净切段;大米淘洗干净;咸菜、香菜洗净切段。❷锅中加水煮开,放入猪肝片、粉肠片煮约1小时后捞起沥干。❸锅加水,大米烧开,放盐、猪肝片、粉肠片烧开,小火慢煲,食前加咸菜、香菜即可。

婴幼儿

婴幼儿在生长发育的重要时期,需要大量的营养物质,如果喂养的好,发育就好,少得病。同时,婴幼儿的肠胃尚未发育成熟,消化能力不强,咀嚼能力有限,所以要注意供给富有营养的食物。

饮食注意

① 宜多吃谷类食品。
② 宜多摄取优质蛋白和钙。
③ 宜多吃蔬菜、水果等,多补充维生素和微量元素。
④ 忌给婴幼儿多食富含铁的食品。
⑤ 忌给婴幼儿喂低脂甚至脱脂的食物。
⑥ 忌盲目给孩子补钙。

推荐食谱

◀ 橘皮粥

【原料】干橘皮适量,大米80克,盐2克,葱8克。

【做法】① 大米泡发洗净;橘皮洗净,加水煮好,取汁待用;葱洗净,切成圈。② 锅置火上,加入适量清水,放入大米,以大火煮开,再倒入熬好的汁液。③ 以小火煮至浓稠状,撒上葱花,调入盐拌匀即可。

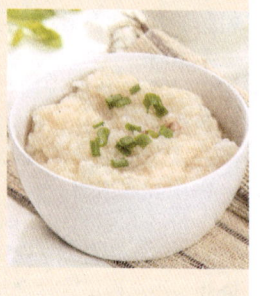

儿童

儿童正处于生长发育期,合理的营养对他们的生长发育和健康成长起着决定性的作用,同时也为他们具有高度的活动能力和良好的学习效果提供了物质基础。

饮食注意

1. 营养要全面,粗细搭配好。
2. 摄入足够的蛋白质,以增加营养。
3. 食用富含钙的食物,以强健骨骼。
4. 不可暴饮暴食,否则会增加肠胃负担。
5. 不可食用过多糖,否则会使牙齿釉质脱掉。

推荐食谱

◀ 猪脑粥

【原料】猪脑120克,大米80克,葱花5克,姜末3克,料酒4克,盐3克,味精2克。

【做法】❶大米淘净,用冷水浸泡半小时后,捞出沥干水分;猪脑用清水浸泡,洗净。将猪脑装入碗中,加入姜末、料酒,入锅中蒸熟。❷锅中注水,下入大米,倒入蒸猪脑的原汤,熬至粥将成时,下入猪脑,再煮5分钟,待香味逸出,加盐、味精调味,撒上葱花即可。

青少年

青少年指满13周岁但不满20周岁的人群。青少年时期是生长发育的旺盛时期,加之活动量大,学习负担重,对能量和营养的需求都很大。因此,饮食宜富有营养,以满足生长发育的需要。少年期体格迅速生长发育,学习紧张,各种考试负荷重,体育锻炼强度大,维生素及其他矿物质补充不容忽视。通常青少年期营养需要稍高于从事轻体力劳动成人。

饮食注意

① 注意摄入足够的优质蛋白,以保证发育的顺利进行。
② 要注意食用富含铁的食物,避免引起缺铁性贫血。
③ 多食用富含钙的食物,以促进骨骼的成长。
④ 忌过多食肥肉、糖果等食物。

推荐食谱

◀ 香菇鸡翅粥 ▶

【原料】香菇15克,米60克,鸡翅200克,葱10克,盐6克,胡椒粉3克。

【做法】① 香菇泡发切块,米洗净后泡水1小时,鸡翅洗净斩块,葱切花备用。② 将米放入锅中,加入适量水,大火煮开,加入鸡翅、香菇同煮。③ 至呈浓稠状时,调入调味料,撒上葱花即可。

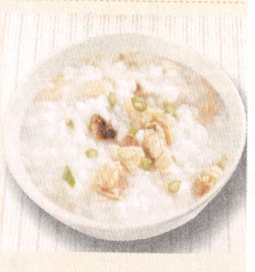

附：特定时期人群的饮食指导

儿童

儿童正处于生长发育期，合理的营养对他们的生长发育和健康成长起着决定性的作用，同时也为他们具有高度的活动能力和良好的学习效果提供了物质基础。

饮食注意

1. 营养要全面，粗细搭配好。
2. 摄入足够的蛋白质，以增加营养。
3. 食用富含钙的食物，以强健骨骼。
4. 不可暴饮暴食，否则会增加肠胃负担。
5. 不可食用过多糖，否则会使牙齿釉质脱掉。

推荐食谱

◀ 猪脑粥

【原料】猪脑120克，大米80克，葱花5克，姜末3克，料酒4克，盐3克，味精2克。

【做法】❶ 大米淘净，用冷水浸泡半小时后，捞出沥干水分；猪脑用清水浸泡，洗净。将猪脑装入碗中，加入姜末、料酒，入锅中蒸熟。❷ 锅中注水，下入大米，倒入蒸猪脑的原汤，熬至粥将成时，下入猪脑，再煮5分钟，待香味逸出，加盐、味精调味，撒上葱花即可。

青少年

青少年指满13周岁但不满20周岁的人群。青少年时期是生长发育的旺盛时期，加之活动量大，学习负担重，对能量和营养的需求都很大。因此，饮食宜富有营养，以满足生长发育的需要。少年期体格迅速生长发育，学习紧张，各种考试负荷重，体育锻炼强度大，维生素及其他矿物质补充不容忽视。通常青少年期营养需要稍高于从事轻体力劳动成人。

饮食注意

1. 注意摄入足够的优质蛋白，以保证发育的顺利进行。
2. 要注意食用富含铁的食物，避免引起缺铁性贫血。
3. 多食用富含钙的食物，以促进骨骼的成长。
4. 忌过多食肥肉、糖果等食物。

推荐食谱

◀ 香菇鸡翅粥

【原料】香菇15克，米60克，鸡翅200克，葱10克，盐6克，胡椒粉3克。

【做法】❶ 香菇泡发切块，米洗净后泡水1小时，鸡翅洗净斩块，葱切花备用。❷ 将米放入锅中，加入适量水，大火煮开，加入鸡翅、香菇同煮。❸ 至呈浓稠状时，调入调味料，撒上葱花即可。

生理期的女性

青春期少女一般在12~14岁时开始出现月经,直到50岁左右结束。月经一般都会按月而行,每个月的行经期也就是月经期。青春期少女因为有着这一明显的生理特征,在饮食上更应特别注意。

饮食注意

① 多吃些性平且温、易消化、营养丰富的食物;注意食用补气补血的食物,不要食用辛辣耗气的食物。

② 不应吃生冷瓜果及冷饮等性寒的食品;忌食酒及辛辣食物;忌食浓茶、咖啡等含咖啡因的饮料。

推荐食谱

◀ 红枣羊肉糯米粥

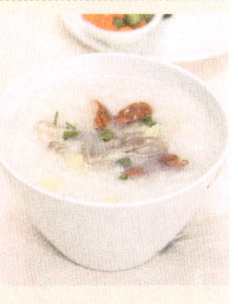

【原料】红枣25克,羊肉50克,糯米150克,姜末5克,葱白3克,盐2克,味精2克,葱花适量。

【做法】① 红枣洗净,去核备用;羊肉洗净,切片,用开水汆烫,捞出;糯米淘净,泡好。② 锅中添适量清水,下入糯米大火煮开,下入羊肉、红枣、姜末,转中火熬煮。改小火,下入葱白,待粥熬出香味,加盐、味精调味,撒入葱花即可。

变声期的青少年

变声期是指14~16岁的青少年因喉头、声带增长而伴随的声音嘶哑、音域狭窄、发音疲劳、局部充血水肿、分泌物增多,从而导致说话、唱歌时的声音发生变化并持续半年至一年的时期。

🍵 饮食注意

❶ 少吃辛辣刺激性食物。
❷ 不要食用油炸类且干燥的食物,以避免对喉咙造成损伤。

🍲 推荐食谱

◀ 陈皮核桃粥

【原料】粳米150克,陈皮6克,核桃仁20克,冰糖10克,色拉油5克,冷水1500毫升。

【做法】❶粳米淘净,用冷水浸泡半小时,沥干水分备用。❷陈皮用冷水润透,切丝。❸核桃仁炸香,捞起备用。❹将粳米放入锅内,加入约1500毫升冷水,置旺火上烧沸,再用小火熬煮至八成熟时,加入陈皮丝、核桃仁、冰糖搅匀,继续煮至粳米软烂,即可盛起食用。